NEUROPSYCHOLOGY

手を動かしながら学ぶ

神経心理学

柴崎光世・橋本優花里［編］

デジタル
コンテンツ
連動

朝倉書店

ま え が き

　脳の損傷によって障害された心のはたらきから心と脳との問題にアプローチする神経心理学は，その名が示すように心理学の一領域でありながら，わが国では，欧米各国と異なり，医学やリハビリテーションの領域で主として発展した．そのため，編者が神経心理学を学び始めたおおよそ四半世紀前には，神経心理学の研究・実践に従事する心理学者はまだまだ少なく，心理学界において神経心理学はかなりマイナーな領域であった．それから，科学技術の目覚ましい発展とともに，脳を研究する手法は，分子レベルからよりマクロなレベルまで多方面にわたって飛躍的に進歩し，心理学界でも，心の座としての脳のはたらきや，その研究の一端を担う神経心理学に徐々に関心が寄せられるようになった．そして，この流れは，心理職初の国家資格である公認心理師の誕生を契機に加速した．神経心理学は，心の生物学的基礎を扱う専門領域として心理学教育の標準カリキュラムに組み込まれることとなり，ここ数年でその存在感が一気に増している．公認心理師国家試験への対応を謳った神経心理学の良質な教科書や参考書も続々と世に出ている．

　わが国の心理学界でようやく市民権を得たかのような神経心理学の昨今のにぎわいは，心理学の立場から細々と神経心理学に携わってきた編者にとって非常に喜ばしいことである．しかし，本書は神経心理学を取り巻くこのような時流とは少し距離を置く．本書は，神経心理学を初めて学ぶ人のための入門書として，資格試験の出題範囲にあるような基本的内容をコンパクトにまとめつつ，日進月歩する神経科学と足並みを揃え，刻々と進化する神経心理学の先進的な話題や今日的課題をなるべくたくさん紹介するよう心がけた．最新の研究動向に触れることを通して，神経心理学の新しい風とさまざまな可能性を感じてほしい．

　また，本書では，随所にデジタルコンテンツを盛り込むことによって，神経心理学で用いられる実験課題や脳損傷が引き起こす心のはたらきの障害（高次脳機能障害）を疑似的に体験したり，本文の内容を補完する話題や発展的な話題に触れたり，ときにはワークに取り組んで知識の定着を確認したりと，読者が実際に手を動かして能動的かつ実践的に神経心理学を学べるよう工夫を凝らした．読者のかたがたには，パソコンやタブレット，スマートフォンなどを片手に本書を読

み進み，ぜひ手間を惜しまずにデジタルコンテンツにアクセスし，見て，触って，体験してほしい．能動的な学びを通じて，内容の理解を深めるのと同時に，脳とのかかわりを意識しながら心について探究することのわくわくするような楽しさや奥深さを感じとっていただければ幸いである（デジタルコンテンツについてはデジタル付録の目次を参照）．

　初学者は，脳損傷がもたらす高次脳機能障害の摩訶不思議な症状に，目を奪われがちである．編者自身，恩師に導かれ，初めて訪れた高次脳機能障害の臨床で，傷ついた脳が紡ぐ心の世界の不思議さに直に触れたときの衝撃は数十年経った今も強く記憶に残っている．他方，高次脳機能障害をもつ「人」に焦点を当て，障害当事者の社会適応や幸福に，心理学や神経心理学がどのように寄与できるのかを考え，実践していくことも神経心理学に課せられた大事なテーマである．そのためには，当事者が示す多彩な高次脳機能障害を的確に評価し，支援につなげていくことが欠かせない．本書の後半では，近年，評価や支援の対象と方法が広がりと深まりをみせている臨床神経心理学的な話題を取り上げた．心理臨床に関心のある読者であっても，心理学的な支援の現場として高次脳機能障害の臨床を意識することは，これまであまりなかったのではないだろうか．本書が読者のかたがたにとって神経心理学や心理職が当該領域で果たすべき役割について考えるきっかけとなることを願っている．

　本書の企画・出版にあたっては，朝倉書店編集部に多大なご尽力を賜った．類書に例を見ない挑戦的な企画をおまかせくださったこと，仕事が遅れがちな編者をあたたかく支えてくださったことに心より感謝申し上げる．

　2021 年 7 月

　　　　　　　　　　　　　　　　　　　　　　　　　　　　編　集　者

■編集者

柴 崎 光 世　　　明星大学心理学部

橋 本 優花里　　　長崎県立大学地域創造学部/教育開発センター

■執筆者 (五十音順)

安 崎 文 子　　　埼玉学園大学人間学部

榎 本 拓 哉　　　東海学院大学人間関係学部

尾 関 　 誠　　　熊本リハビリテーション病院リハビリテーション部

川 原 　 薫　　　福山リハビリテーション病院リハビリテーション部

柴 崎 光 世　　　明星大学心理学部

隅 原 聖 子　　　井野口病院地域医療連携室

竹 内 康 二　　　明星大学心理学部

塚 本 　 匡　　　専修大学人間科学部

西 　 侑 紀　　　福山リハビリテーション病院リハビリテーション部

橋 本 優花里　　　長崎県立大学地域創造学部/教育開発センター

刎 田 文 記　　　株式会社スタートライン障がい者雇用研究室

光 戸 利 奈　　　ココロラルゴ代表

宗 澤 人 和　　　前広島県立障害者リハビリテーションセンター高次脳
　　　　　　　　　機能センター

吉 田 弘 司　　　比治山大学現代文化学部

Irina N. Trofimova　　McMaster University, Department of Psychiatry &
　　　　　　　　　Behavioural Neurosciences

目 次

2章　脳の損傷に伴う高次脳機能障害 ……………………… *47*

3章　発達の過程で生じる高次脳機能の問題·················*95*

4章　高次脳機能障害の評価と支援·····························*124*

デジタル付録　目次

本書をさらに深く学ぶため，文献，図表，写真，動画，シミュレーションソフトを含むデジタル付録（<e>○．○．○）を用意しております．朝倉書店ウェブサイトへアクセスしご覧ください（QR コードからもアクセスできます）．なお，具体的な動作環境等はデジタル付録内の注意事項にてご確認下さい．

0 章　は じ め に

2 章　脳の損傷に伴う高次脳機能障害

3章　発達の過程で生じる高次脳機能の問題

0章
は　じ　め　に

0.1　神経心理学とは

　神経心理学（neuropsychology）の「神経」とは中枢神経，とくに，「脳」のことを示している．神経心理学は，心理学のなかでも，脳と密接に関係する専門分野であり，その研究内容や目的を理解するためには，脳に関する基本的知識をある程度おさえておく必要がある．脳の解剖学をはじめとした神経心理学の基礎的部分の詳細な解説は1章に譲るとして，ここでは，本書を始めるにあたって，読者のかたがたに神経心理学をよりわかりやすくイメージしてもらうために，脳の特徴やはたらき，脳損傷による後遺症など，神経心理学の理解に欠かせない脳の基礎知識についてごく簡単に触れたうえで，神経心理学の研究領域について説明することとする．

0.1.1　脳　の　特　徴

　ヒトの脳は意外に小さい．脳は，一般に，にぎりこぶしおおよそ2つ分の大きさをしていて，形としてはクルミによく似ている．重さは体重の約2％に過ぎず[1]，体重が60kgの人であれば，脳の重量はだいたい1.2kgとなる．脳の表面（大脳皮質，cerebral cortex）は灰色がかっているが白っぽく，触ってみると非常に柔らかいことから，豆腐にたとえられることもある．一方，脳を健康に養うためには大量の血液（血液中の酸素やブドウ糖）が必要で，心臓から送られる心拍出量（5L/分）の約15％が脳に届けられる[1]．さらに，私たちの脳には，夜空に浮かぶ銀河系の星の数に匹敵する膨大な数の神経細胞（ニューロン，neuron）がひしめいている．これらの神経細胞が複雑かつ精緻な神経ネットワークを無数に築き上げ，各ネットワークが目的に向けて互いに協働しながら，私たちのあらゆる活動を実現させている．

0.1.2 脳のはたらき

脳のはたらきはきわめて多様であるが，大きく分けると，生命維持，運動制御，感覚，そして，心の座の4つのはたらきに区別することができる．

a. 生命維持

ヒトにとって頭部は急所の1つであり，脳は，私たちの生命維持に不可欠な生物学的機能を担っている．脳の深部にある脳幹や視床下部には，呼吸，血液循環，摂食，体温などの生物学的機能を調節する各中枢が存在し，これらのはたらきを通して，私たちは体内の恒常性（ホメオスタシス，homeostasis）を保つことができる．何らかの原因によって，このような脳の生物学的機能に問題が生じると，たとえば，図0.1.1 に示した視床下部にある満腹中枢を破壊されたラットのように，体内の恒常性が崩れ，ときとして，生命維持がおびやかされるような危険な状態に陥ってしまう．

b. 運動制御

脳は，私たちの全身の運動を制御している．もちろん，運動の実現には，手足

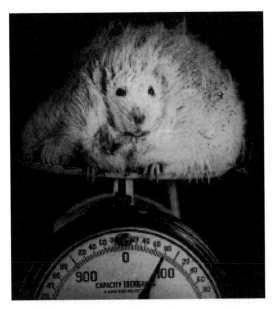

図 0.1.1 満腹中枢を実験的に破壊されたラット[2]
視床下部腹内側核には，摂食行動を抑制する満腹中枢があり，ここを損傷されると
食事をしても満腹感が得られにくくなる．その結果，過食や肥満が生じる．

や体幹，顔面といった身体の各運動器官が重要なはたらきを担うが，それらを動かす際には，脳から末梢に向けて発せられる遠心性の運動情報が，個々の筋骨格系に適切に伝達される必要がある．脳には運動に関係する領域が多数存在していて，歩いたり，近くにある物をつかんだりといった意思を介した随意運動は，大脳皮質の運動関連領域（中心前回など）から内包，脳幹を経て，各運動器官に向かう錐体路と呼ばれる運動経路を介して実現される．また，大脳基底核や視床，小脳，脳幹（とくに中脳）も運動とかかわりをもち，錐体路の補助的役割を果たす運動経路を形成している（錐体外路）．これらの各組織は，随意運動が正しく，円滑におこなわれるよう，身体の各部位の微妙な筋緊張や協調運動を無意識的に調節している．

c. 感 覚

脳は，私たちの感覚機能も司る．目や耳は感覚情報を受容する感覚器に過ぎず，世界を見て，聴くためには，それらに入力された感覚情報を脳に伝達し，適切に処理する必要がある．末梢の各感覚器に入力された感覚情報は，末梢から中枢に向かう求心性の感覚神経を介して脳に送られ，視床を中継して，後頭葉の一次視覚野や側頭葉の一次聴覚野など，対応する一次感覚野に投射される．生理学的には，ここまでの過程が感覚とみなされ，対象の特性を知覚したり，それが何であるのかを認識するためには，脳内の複数領域を用いたさらに高度な情報処理が必要となる．視覚，聴覚，嗅覚，味覚，触覚といった五感だけでなく，平衡感覚や，腹痛，吐き気，尿意などの内臓感覚も，末梢で受容した感覚情報が脳に送られた結果，私たちは初めてそれらを感じることができる．

d. 心 の 座

脳は，心理学が研究対象とする「心」の座として位置づけられる．私たちの心のはたらき，すなわち，知覚，認知，記憶，言語，感情といった個々の心的機能は，複雑かつ高度な脳のはたらきによって実現される．この点に着目すると，これらの機能は，高次脳機能（higher brain function）と表現することもできる．次節で述べるように，心と脳の関連性を明らかにすることは，古代から何十世紀にもわたって人類を魅了してきたテーマの１つであった．現代は，心と脳に関する研究領域は，脳科学（brain science）または神経科学（neuroscience）の一領域として扱われ，神経心理学もこの一角を占める．科学技術の発展に伴い，脳を対象とした研究手法は飛躍的に進歩しており，心を生み出す脳のしくみを解明す

るために，心理学はもちろんのこと，医学，生物学，工学など，さまざまな学問
的背景をもつ研究者が最新の技術を駆使しつつ，それぞれの立場から精力的に研
究を進めている．

0.1.3　脳損傷とその原因

　先述のように，脳は，生命維持から高度な心的機能に至る，私たちの広範な活
動を支える大切な器官である．しかし，種々の原因により損傷される．脳損傷
（brain injury）の臨床現場で，もっとも多く遭遇するのは，脳への血液供給を担
う脳血管の障害（脳血管障害）によって引き起こされる脳損傷である．脳血管障
害は，脳血管が切れて脳内に出血が起こる脳出血と，血管の内腔が狭まったり，
血液中の塊が血管をふさいだりして脳血管が詰まった結果，脳の一部の神経細胞
に血液が供給されず，これらの細胞が壊死してしまう脳梗塞の2つに大別される
（デジタル付録〈e〉0.1.1）．脳血管障害は，戦後すぐから1970年代まで，日本人
の死因の第1位を占める非常に深刻な疾患であった．近年では，医療技術のめざ
ましい進歩とともに，脳血管障害による致死率は低下しているものの，依然とし
て中〜高年層の死因の上位に並んでいる[3]．脳損傷のこのほかの主な原因として
は，交通事故や高所からの落下などにより脳が外的に損傷される外傷性脳損傷，
脳実質を含む頭蓋内組織に腫瘍が形成される脳腫瘍，アルツハイマー病やパーキ
ンソン病に代表される神経変性疾患がある（詳細は1.3節を参照）．

0.1.4　脳損傷による後遺症と高次脳機能障害

　脳疾患に罹患し，適切な治療を受けて一命をとりとめたとしても，損傷された
脳の部位やその広がりによって，多種多様な後遺症があらわれることがある．運
動障害は，脳損傷後に生じる後遺症として一般によく知られており，随意運動を
担う錐体路のなかで，脳内にある運動経路が損傷されると，損傷された大脳半球
と対側の手足や顔面などの身体部位の意図的運動が難しくなる運動麻痺が出現す
る．また，錐体路の補助的役割を担う錐体外路の損傷では，小刻みに生じる不随
意運動，姿勢維持の障害，身体の複数部位の協調運動の障害といった運動障害（錐
体外路障害）が観察される．他方，脳は感覚機能を司ることから，脳の損傷領域
が各感覚の伝導路に及ぶと，損傷された感覚経路に応じて，視野障害や中枢性難
聴，皮膚感覚の障害など，種々の感覚障害が発現する．とくに，視覚に関しては，

視覚伝導路の損傷部位と視野障害のパターンとの間に明確な対応関係がみられるため，脳の画像診断法が未発達な時代において，視野障害のパターンは，患者の脳の損傷領域を推測する有益な手がかりとみなされていた（〈e〉2.1.1 も参照）.

　そして，脳の損傷は，私たちの心やそのはたらきにしばしば重大な影響を引き起こす．脳損傷後に生じる高次脳機能障害（higher brain dysfunction）はきわめて多彩であり，記憶や言語などの知的側面だけでなく，情動の理解や制御といった情動的側面や，対人コミュニケーションなどの社会的側面においてもさまざまな重症度で幅広く出現する．脳損傷の後遺症としての高次脳機能障害の一般的知名度は，先述の運動障害や感覚障害に比べると劣るものの，これらの障害と同様に，高次脳機能障害は患者の日常生活や社会活動を阻害し，ときとして，生活の質（quality of life, QOL）に深刻なダメージを与えることがある.

0.1.5　神経心理学の研究対象と目的

　神経心理学は，脳損傷後に生じる心の障害を研究対象とする．具体的に，神経心理学では，脳損傷後にあらわれる多様な高次脳機能障害を研究対象とし，その特徴や生起メカニズム，また，脳損傷部位との対応関係を詳細に分析することを通して，健常な心のはたらきを支える認知過程や脳の神経過程について検討を進めていく.

　神経心理学には大きく2つの目的がある．1つは，基礎心理学的な目的で，神経心理学は，脳損傷例が示す高次脳機能障害をもとに心と脳との関連性を明らかにすることによって，基礎心理学が目的とする心の特徴やはたらきについて理解を深めることをめざす．認知神経心理学（cognitive neuropsychology）は，基礎心理学的な目的を担う神経心理学の一領域で，認知心理学で蓄積された諸理論を拠り所として，高次脳機能障害の発現機序や，個々の高次脳機能の実現にかかわる神経過程について検討していく．近年は，機能的磁気共鳴画像（functional magnetic resonance imaging, fMRI）やポジトロン断層法（positron emission tomography, PET）といった脳機能測定技術の急速な進歩と普及に伴い，これらの装置を利用して，心的課題を遂行しているときの健常者の脳の活動状態をリアルタイムで測定し，心と脳との関係性を探る実験神経心理学的な研究も盛んにおこなわれている.

　一方，神経心理学は，高次脳機能障害の臨床と密接なつながりをもち，研究対

象となるデータの多くを臨床現場から収集する．したがって，神経心理学は，研究成果を臨床場面に還元し，臨床心理学的な目的に寄与すること，すなわち，心の問題に対する心理学的支援の確立に寄与することが求められる．これを担うのが臨床神経心理学（clinical neuropsychology）で，この領域では，脳損傷後の高次脳機能障害を的確に把握するための評価方法や，高次脳機能障害者を対象とした効果的なリハビリテーションまたは支援の方法について研究を進めていく．本邦において，高次脳機能障害の臨床にこれまで主に従事してきたのは，医師あるいは言語聴覚士，作業療法士といったリハビリテーション専門職で，医療保険制度の問題もあり，この領域への心理職の参画はかなり遅れていた．心理職の国家資格（公認心理師）が誕生した今，心の専門家である心理士が高次脳機能障害の現場に積極的に関与し，基礎心理学と臨床心理学を統合した心理学の幅広い知識と技能を活かしつつ，高次脳機能障害者への支援や臨床神経心理学の発展に重要な役割を果たすことが期待される．　　　　　　　　　　　　　〔柴崎光世〕

文　献

1) ヤング P.A.・他（2019）．臨床のための脳と神経の解剖学　村上　徹・櫻井　武（監訳）　メディカル・サイエンス・インターナショナル．(Young, P. A., et al. (2015). *Basic clinical neuro-science*. 3rd ed. Philadelphia: Wolters Kluwer Health Inc.)
2) Garrett, B. (2009). *Brain & Behavior. An introduction to biological psychology*. 2nd ed. SAGE Publications.
3) 厚生労働省（2020）．令和2年（2020）人口動態統計月報年計（概数）の概況．
https://www.mhlw.go.jp/toukei/saikin/hw/jinkou/geppo/nengai20/index.html（2021年7月3日）

0.2　心と脳の研究史

　神経心理学は，その方法論から臨床神経心理学，実験神経心理学，比較神経心理学の3つに分類できる[1]．そして，なかでも臨床神経心理学では，主に脳に損傷を受けた患者を対象とし，障害様相と脳の損傷部位の対応関係についての研究がおこなわれてきた．H.M や J.B あるいはタン（Tan）などの代表的な症例は，神経心理学の発展に欠かせなかった存在である．また20世紀には，戦争の犠牲

者である多くの頭部外傷者の急増が近代の神経心理学の確立のきっかけとなった[2]．

本節では，まず「神経心理学」という言葉の誕生について振り返る．そして，神経心理学の歴史を，脳と高次機能の関係における考え方の時代の変遷に沿ってまとめるほか，神経心理学の研究法についても概観する．

0.2.1 神経心理学の歴史

a. 神経心理学という言葉の誕生

神経心理学（neuropsychology）は，神経学（neurology）と心理学（psychology）の2つの言葉を語源とする[3]．この言葉が英語圏で最初に用いられたのは，1851年にレイコック（Laycock, T.）が刊行した生理学書の英訳本であった[4]．

その後，いくつかの類語が登場したが，一般化したのはラシュレイ（Lashley, K.）が1936年にボストン精神医学・神経学会の発表において脳損傷と行動という文脈の中で神経心理学という言葉を使用した以降だと考えられている[5]．また，それ以前にもオスラー（Osler, W.）やゴールドシュタイン（Goldstein, K.）が同様の用語を使用していることがわかっている．オスラーは学生に対する授業の説明の中で1913年に精神障害を扱う授業を神経心理学という言葉で紹介している．一方，ゴールドシュタインは，1934年に出版した『生体論』の中で脳損傷後の思考過程の障害に言及した内容において，神経心理学という言葉を用いている．ラシュレイ自身も，上述の1936年の講演が印刷された1937年の論文の中で1934年のゴールドシュタインの著書を引用していることから，ラシュレイはゴールドシュタインのアイデアを拝借したのかもしれない[5]．

ここでは誰を神経心理学という言葉の生みの親とするかについての明言を避けたいが，いずれにしても脳と行動の関係について言及する際に用いられてきたことがわかる．したがって，神経心理学という言葉は，その誕生の当初から現在の神経心理学の本質を突いた意味を有していたといえるだろう．

b. 神経心理学の歴史

上述のように神経心理学の言葉の誕生は19世紀中盤であるが，神経心理学を脳と高次機能の関係を明らかにする学問と定義するのであれば[6]，その関心は紀元前にさかのぼる[7]．以下，それぞれの時代で脳と高次機能の関係がどのようにとらえられてきたのかをみることで，神経心理学の歴史を振り返る．

　脳と高次機能の関係を脳の損傷による行動の変化から記録した最古の文献は紀元前2500年のパピルスと指摘されるが[7]，その内容の解釈は疑わしいとする向きもある[1]．しかしながら，すでに紀元前400年〜300年代の古代ギリシャで脳の機能に関心がもたれていたことについては，多くの文献で一致するところである．とくにデモクリトス（Democritus）やプラトン（Plato）は，知能や推理などの高次機能は脳に関係すると考えていた．その後，2世紀にはガレン（Galenus）という医師が想像，推理，記憶からなる知性と脳の関係に言及し，脳室で作り出される精神プネウマ（psychic pneuma）と呼ばれる気体状のものが脳のはたらきに影響すると考えていた．ガレンは，精神プネウマは脳室で作り出されるが，脳室自体が高次機能の起始点であるとは考えていなかった．しかしながらこの考え方は，4世紀以降，さまざまな高次機能を脳室に局在させる脳室局在論に引き継がれることになり，1000年以上受け入れられることとなった[8]．

　脳室局在論はルネサンス時代に入っても依然として強い影響力をもっていた．芸術家としても有名なレオナルド・ダ・ヴィンチ（Leonald da Vinch）は，人間の精神と脳室には深い関連があるとし，ウシの脳室にワックスを注入してその実際の形を明らかにするとともに，詳細な解剖図を残した．そして，脳室局在論の考え方を支持しつつも，知覚と感覚は中脳に局在するとした．また，ヴェサリウス（Vesalius, A.）も精神プネウマが脳室で生成されると考えていたが，脳室自体に高次機能が局在するとは考えていなかった．解剖学の立場から脳室の形が動物種によらず同じであることを見出し，人間特有の知的機能を脳室と関連づけることは困難であることを見出した[9]．これらの解剖学的研究に加え，デカルト（Decartes, R.）による心身二元論やすべての高次機能が松果体に局在するとした心身相互影響論は，脳実質自体に対する新たな関心を引き起こした．

　このようななか，ウィリス（Willis, T.）の著書『脳の解剖学』（1664）の中では，人間の高次機能は脳室ではなく皮質に局在することが主張され，脳実質の研究を刺激した[10]．

　皮質局在論の芽はルネサンス時代から育ちつつあったが，広く受け入れられるようになった背景には骨相学の創設者として知られるガル（Gall, F.）の貢献がある．ガルはさまざまな高次機能を皮質に局在させたことから，皮質局在論の最初の提唱者と考えられる[7]．しかしながら，彼はそれにとどまらず，ある高次機能が優れているとその活動に関与する脳部位が発達し，その外側にある頭蓋骨を

隆起させると考え，頭蓋骨の形を調べればその人の性格や才能がわかるとした．ガルの考え方は世間に広く受け入れられたが，学問の世界では恣意的な観点に基づく邪説だと指摘された．とくに，フランスの生理学者フルーラン（Flourens, M.）は，動物を使った実験からは皮質局在を示す結果が得られなかったとして皮質局在論を強く否定し，脳機能の全体論的理解を主張した．全体論と皮質局在論の激しい論争は，全体論が優勢する形でブローカ（Broca, P.）の有名なタンの症例が報告されるまで続いた．

ブローカの症例報告は，皮質局在論を支持するもので，神経心理学研究の幕開けとも指摘され，神経心理学という言葉がなかった当時においては大脳病理学として扱われていた[7]．その後，2つの大戦によって多数の頭部外傷患者が出現し，リハビリテーションへの社会的ニーズが高まる中で心理学者や言語病理学者などが研究や臨床実践に参画するようになり，神経心理学という言葉が定着し始めた．そして1951年にオーストリアでの神経心理学の国際シンポジウムの開催，1963年の *Neuropsychologia* の発刊を機に神経心理学が確立されたといえる[5,7]．

2つの世界大戦は，皮質局在論と対立する立場にあった全体論の地位も高めた．頭部外傷患者の研究にあたったゴールドシュタインとその共同研究者のゲシュタルト心理学派のゲルプ（Gelb, A.）やコフカ（Koffka, K.）は，頭部外傷による高次脳機能障害が局在的な損傷のみでは説明できないことを示し，全体論の立場をとった．そしてこれらの研究者はドイツでの迫害を逃れるためにアメリカにわたり，現地の心理学者であるラシュレイに大きな影響を与え，高次の機能は脳全体に関係するとした等脳説の誕生に寄与することになったのである[11]．

0.2.2 神経心理学の研究法

神経心理学の研究法について臨床神経心理学，実験神経心理学，そして比較神経心理学の3つの領域からみていく．また，脳と行動の関係を理解するうえでの鍵概念として，二重乖離と機能系概念の2つを取り上げ，あわせて概説する．

a. 神経心理学の研究法

臨床神経心理学は脳に損傷をもつ者を対象とし，さまざまな認知機能の障害を評価することで，損傷部位と認知機能障害の対応関係を明らかにする．かつては脳に損傷をもつ患者の症状の観察と死後の解剖所見に基づいてその対応関係が明らかにされてきたが[12]，現在では画像診断法の発展により，剖検を待たずとも

その対応関係を検討することができるようになった.

　臨床神経心理学の研究方法は, それが発展してきた国によって特徴が異なる[1]. 北アメリカでは, さまざまな認知機能を評価するための神経心理学的検査や, それらを組み合わせた検査バッテリーが開発され, 標準化された. そして一連の検査をおこなうことで, 障害された機能と残存する機能を評価し, 損傷部位との対応関係を明らかにしてきた. 一方, ロシアでは, 単一症例における研究を重視し, 個人の問題の記述と質的分析を目的とする. その際, アメリカのように一連の検査や標準化された検査を用いるとは限らず, むしろその個人の問題に直接関係すると考えられる検査を行うほか, 生理的指標が用いられることもある. そして, イギリスではアメリカとロシアの中間の方法が取られる. つまり, 標準化された検査を用いるが, 対象は集団であったり, 個人であったりする. なお, 臨床神経心理学では, 神経心理学的支援に関する研究も重要なテーマであり, 支援や介入の効果を検討する際に神経心理学的検査や生理的指標を用いる.

　実験神経心理学は脳に損傷をもたない健常者を対象とし, 刺激呈示法の工夫によるもの, 人間の課題遂行における左右差を比較するもの, そして fMRI や PET などの脳イメージング法を用いて脳活動を測定するものがある[1]. 刺激呈示法の工夫による代表的なものとしては, 分割視野呈示や両耳分離聴法がある. また, 人間の課題遂行における左右差を比較する方法については, きき手や側方眼球運動を指標とした検討があげられる. 側方眼球運動は, 人間がある課題に注力する際に左右いずれかの特定の方向に視線を向ける現象であり, 視線の偏りは実施されている課題の性質と関連することが明らかになっている[1].

　比較神経心理学は動物を対象とし, 意図した脳の損傷を作り出し, その影響を調べる. もちろん, 言語などの高次の機能を調べることはできず, 動物の脳と人間の脳を同等にとらえることはできないが, 皮質下の損傷の影響を見るうえでは重要な手法である[1]. これまで, 学習や記憶, 動機づけや性行動との関係が示されている.

　以上の 3 つの領域における研究のほか, 近年では認知神経心理学という領域の研究も盛んである. 認知神経心理学は, 脳と行動の関係のとらえ方に認知心理学的視点を取り入れ, 正常な認知過程の理論やモデルから障害された認知機能の説明をおこなうほか, その反対に障害された認知機能と脳部位の関係から正常な認知機能や認知過程の理論やモデルの推測や修正をおこなう[14].

b. 神経心理学の鍵概念

損傷部位に局在する認知機能を推測する際，乖離や二重乖離を確認することが重要になる．乖離は，たとえば，ある損傷部位をもつ1人の患者に2つの課題を実施した際に，一方の課題には成功し別の課題には失敗した状態を指す．この結果は，ある機能における2つの処理システムの存在を示しているのかもしれないが，単純に2つの課題の難易度の差を反映しているのかもしれない[14]．しかしながら，異なる損傷部位をもつ2人の患者に2つの課題を実施してそれらの成績が真逆になったとき，それぞれの損傷部位と課題遂行に必要な機能の対応関係が成立すると考え，これを二重乖離と呼ぶ．

機能系概念では，種々の高次機能が複雑な神経学的基盤からなる機能系によって構成されると考える．したがって，ある認知機能を構成する機能系のどの部分を損傷しても障害は生じるが，どの部分を損傷したかによってその様相が異なることを指摘する．また，ある認知課題を実施した際に最終的な結果は失敗であっても，失敗に至る過程が異なることも重視する．カプラン（Kaplan, E.）を中心とするボストン過程分析的アプローチは，この考え方に基づき，課題の成績ではなく課題遂行中のパフォーマンスや誤りを見ることで，障害の質的特徴を明らかにすることに重点を置いている[11]．

本節では，神経心理学の歴史をその言葉の誕生と脳と高次機能や行動の考え方の変遷からまとめたうえで，神経心理学の研究法について概観した．紙面の関係上触れることがかなわなかったが，神経心理学の隆盛を後押ししたスペリー（Sperry, R.）の研究やフィネアス・ゲージの症例，あるいは冒頭で触れた H.M や J.B の代表的な症例など，近年の流れについても押さえておくべきだろう．

〔橋本優花里〕

文 献

1) Beaumont, J. G. (2008). *Introduction to neuropsychology*. 2nd ed. Guilford Press. （安田一郎（訳）(2009). 神経心理学入門. 増補新版. 青土社）
2) 山下　光 (2019). 総論 A 神経心理学的アセスメント入門　山下　光・武田克彦（編著）神経心理検査ベーシック　中外医学社　pp.1-25.
3) Finger, S. (1994). History of Neuropsychology. In Zaidel, D.W. (ed.) *Neuropsychology*. San Diego: Academic Press. （河内十郎（訳）(2013). 神経心理学の歴史　培風館）
4) 濱中淑彦 (1996). 神経心理学と精神医学（総論）　鳥居方策・他（編）　神経心理学と精神医学　pp.1-32.

5)濱中淑彦（1985）．神経心理学，1, pp.23-28.

6)Kolb. B. & Whishaw, I. Q.(1980). *Fundamental of human neuropsychology*. 4th ed. Freeman.

7)河内十郎（2013）．神経心理学—高次脳機能研究の現状と問題点　培風館.

8)Kolb. B. & Whishaw, I. Q. (1980). *Fundamental of human neuropsychology*. 4th ed. Freeman.

9)Zaidel, D. W. (1994). *Neuropsychology*. San Diego: Academic Press.（河内十郎（監訳）（1998）. 神経心理学—その歴史と臨床の現状　産業図書）

10) Bennett, M. R. & Hacker, P. M. S. (1998) *History of cognitive neuroscience*. Blackwell.（河村　満（訳）（2010）．脳を繙く—歴史で見る認知神経科学　医学書院）

11) 利島　保（2006）．神経心理学の潮流　利島　保（編）脳神経心理学　朝倉書店　pp.1-19.

12) 山鳥　重（1985）．神経心理学入門　医学書院.

13) 八田武志（2003）．脳のはたらきと行動のしくみ　医歯薬出版.

14) McCarthy, R. A. & Warrington, E. K. (1990). *Cognitive Neuropsychology: A Clinical Introduction*. Academic Press.（相馬芳明・本田仁視（監訳）（1996）．認知神経心理学　医学書院）

コラム 0.1 ｜ ブローカの前に

　　ブローカのタンの症例報告は，神経心理学の幕開けと皮質局在論の復権に重要な役割を果たした．しかしながら，その背景には，日の目をみなかった優れた研究がいくつもあった．

　　まず，0.2 節で述べたように，皮質局在論勃興の真の貢献者はガルである．ガルは骨相学者としてその名前が有名であるが，実際には優れた神経解剖学者であり，灰白質と白質を区別したほか，いくつかの脳神経の起始部を明らかにした[1]．そして，記憶や言語能力は前頭葉に，生殖本能や凶暴さなどの動物的な機能は頭頂葉や小脳に局在すると考えた[2]．

　　しかしながら，実は，ガル以前にも皮質局在論を唱えた研究者がいた．スヴェーデンボリ（Swedenborg, E.）である[3]（図 1）．スヴェーデンボリは，視覚や聴覚を特定の脳部位に局在させただけでなく，知的機能が前頭葉に局在すると考え，脳の前部の損傷によって心像，記憶，思考に障害が起き，意志薄弱や判断力の鈍化が引き起こされると指摘したのである．ところが，このような考えは彼の存命中には公にされることはなく，19 世紀の終わりになって初めて知られるようになった．その理由は，自然科学に精通する一方で神学者としての功績が大きく評価されていたためである．

　　スヴェーデンボリの皮質局在論が公になることがないまま時が過ぎ，ガ

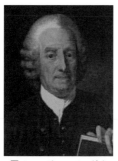

図1　スヴェーデンボリ

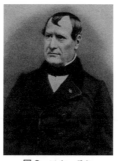

図2　フルーラン

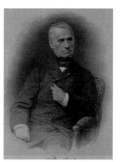

図3　ブイヨ

ルの骨相学が広く一般の関心を集めるようになった．しかしながら，フランスの生理学者であるフルーラン（Flourens, M.）（図2）らが動物を対象とした破壊実験の結果から，さまざまな機能が皮質に局在する証拠は得られなかったとして，骨相学を真っ向から否定した．そのようななか，骨相学の訓練を受けたこともあるブイヨ（Buillaud, J.）は（図3），脳に損傷をもつ患者の剖検例から発話機能が前頭葉に局在することを見出し，1825年にはそれらをまとめた論文を発表した．ところが，前頭葉に損傷をもちながらも言語機能の喪失を示さない多数の症例の存在やブイヨがかつて骨相学と関係していたことから，ブイヨの主張は受け入れられず大きな反対にあうことになった．

　前頭葉に損傷をもつ患者の言語症状の違いは，実は同じ前頭葉でも左右のどちらが損傷されているかに関係していたのであるが，当時では知る由もなかった．もし，ブイヨが前頭葉の損傷を左右で比較していれば，ブローカよりも先にその功績が認められたことになっていたに違いない．

　ブイヨはその後も言語機能が前頭葉に局在することを主張し続け，全体論的立場との対立を深めていった．そして，1861年，ブローカがかの有名なタンの症例を提示したことにより，当時マイノリティーであった皮質局在論が一転，脚光を浴びることになったのである．　　　　　〔橋本優花里〕

文　献

1）河内十郎（2013）．神経心理学─高次脳機能研究の現状と問題点　培風館．
2）武田克彦（2016）．心理学の歴史　武田克彦・長岡正範（編著）　高次脳機能障害─その評価とリハビリテーション（第2版）　中外医学社　pp.14-27.
3）Zaidel, D. W. (1994). *Neuropsychology*. Academic Press. （河内十郎（監訳）．神経心理学─その歴史と臨床の現状　産業図書）

1章

神経心理学の基礎

1.1 脳の解剖学的基礎

　脳は認知活動を支えている．本節 1.1.1 項では，神経細胞や神経伝達物質など脳のミクロな面について，1.1.2 項では肉眼的に捉えられる脳の全体的な形を確認し，脳を外側から見た脳部位名，および脳血管について簡単に解説する．

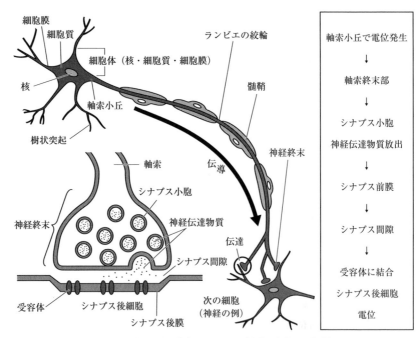

図 1.1.1　神経細胞の構成とシナプス（文献 3 をもとに作成）
図内の左下部位は，丸の部位を拡大したものである．軸索（軸索小丘から神経終末）は側枝と呼ばれ分岐しているものもある．

1.1.1 ミクロな脳の仕組み

ヒトの中枢神経全体では，推定1000億の神経細胞（neuron, ニューロン）とその10～50倍のグリア細胞（glial cell, または神経膠細胞：neuroglia）があるといわれる[1].

a. 神経細胞の形態と構成

ニューロンは脳機能を司る細胞で,細胞体・樹状突起・軸索から構成される（図1.1.1 および〈e〉1.1.1). 細胞体は数μm～100μm, 樹状突起の広がりは広くても数mm, 脳内の軸索は平均数mm～1cm程度だが最長の脊髄軸索は約1mにも及ぶ[2]. 細胞体の集合している部位は肉眼的に暗調で灰白質（gray matter）, 神経回路を構成する神経線維の密集部位が,太めの軸索が白色の髄鞘（myelin, ミエリン鞘）に覆われているため白質（white matter）という[2]. 灰白質の層状の集合を皮質（cortex）という. 細胞体はほかの身体部位のすべての細胞と同様に, 細胞膜に囲まれた中に細胞質と核がある.

細胞質内には,ミトコンドリア（呼吸やエネルギー供給に関連）, リソソーム（細胞内の消化にかかわる）, リボソーム（タンパク質の合成にかかわる）などがある. 身体の他部位の細胞は, 細胞体のみである. 神経系前駆細胞は, 多数の神経細胞とグリア細胞を胎生期に生み出し出生後に消滅する. だが, 脳の発生が完了した後も, 生涯にわたり, 海馬・側脳室付近で神経細胞は新生され, 生体神経幹細胞と呼ばれる[4,5]. 中枢神経細胞の再生はきわめて困難で, 損傷後は後遺症を残す. とくに軸索, 神経回路の再建が難しいといわれる[6].

b. 神経細胞の特徴

神経細胞は, 細胞体の細胞質の一部が伸びた樹状突起や軸索で情報のやり取りをおこなっている（図1.1.1). 樹状突起は多くの突起で, その先は平均数千個のシナプス（シナプス後細胞）を形成し[7], ほかの多くの神経細胞のシナプス前細胞からの情報を受け取る. 1本の長い軸索の末端であるシナプス前細胞は, ほかの神経細胞の樹状突起であるシナプス後細胞に20～40nmの距離で向き合っている[7]. 細胞体と軸索の接合部である軸索小丘で活動電位が生じると軸索を伝わる. 髄鞘で絶縁されている軸索は伝導速度が速く, 一部髄鞘が途切れているランビエ絞輪では, 活動電位は軸索部を飛び越えて跳躍伝導する[3]. インパルスが軸索シナプスに到達するとシナプス小胞の中に入っている神経伝達物質をシナプス間隙に放出, シナプス後膜にある受容体に結合, 多くの神経細胞のシナプスに情

報を伝達する．シナプスには，それぞれの神経伝達物質に対応した受容体が存在する．神経伝達物質放出後は，速やかに酵素によって不活性化，または前シナプス終末に再吸収され，一部はシナプス小胞に再利用される．

c. 神経伝達物質

　現在，70種類以上の神経伝達物質（neurotransmitter）が確認されている．主なものを以下に示す[3]．①アセチルコリン：通常は興奮性で，神経系のあらゆるところに存在し，新しい記憶の形成や筋肉間の伝達に関与する．アルツハイマー病では脳内のアセチルコリン減少が生じている．アセチルコリンエステラーゼ阻害薬は，アセチルコリン濃度を高めるはたらきをし，アルツハイマー病の進行を遅らせる薬として用いられている[8]．②ノルアドレナリン（アメリカではノルエピネフリン）：脳幹部の神経細胞で産出され，気分の安定に関係するはたらきがある．ドパミンの代謝産物である．③ドパミン：意欲や行動を起こす際に必要な物質で，中脳腹側被蓋野と黒質から分泌される．過剰放出は幻覚・妄想症状，統合失調症の陽性症状のほか，報酬系との関連が考えられている．減少すると運動開始困難などのパーキンソン症状を引き起こす．レボドパ（L-dopa）はドパミン

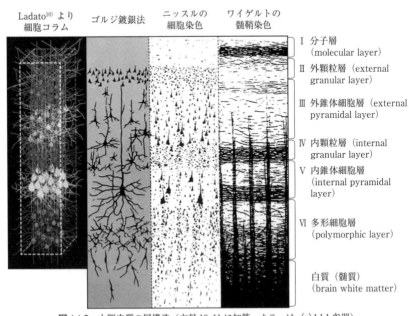

Ladato[10]より　　ゴルジ鍍銀法　　ニッスルの　　ワイゲルトの
細胞コラム　　　　　　　　　　　細胞染色　　　髄鞘染色

Ⅰ 分子層
（molecular layer）

Ⅱ 外顆粒層（external granular layer）

Ⅲ 外錐体細胞層（external pyramidal layer）

Ⅳ 内顆粒層（internal granular layer）

Ⅴ 内錐体細胞層（internal pyramidal layer）

Ⅵ 多形細胞層（polymorphic layer）

白質（髄質）（brain white matter）

図 1.1.2　大脳皮質の層構造（文献 10, 11 に加筆．カラーは〈e〉1.1.1 参照）

を増やす薬剤としてパーキンソン病に有効とされる[9]．④セロトニン：感情を安定させ，ドパミン・ノルアドレナリンを制御し安定させるはたらきがある．⑤グルタミン酸：興奮性の物質で脳内に最も多く分布，この中でも N-methyl-D-aspartate（NMDA）受容体は学習や記憶に関与している．⑥ガンマ・アミノ酪酸（γ-aminobutyric acid, GABA）：抑制性の物質，GABA は興奮を抑え気分を安定するはたらきがある．グルタミン酸とは正反対の機能をもつ．

d. 大脳皮質の層構造

大脳皮質は 6 層に分かれている（図 1.1.2）．各層はそれぞれに含まれる代表的なニューロンの形態や軸索投射の様式により特徴づけられる[10]．各層の厚さや神経要素同士の連結様式は，大脳皮質の機能により領野ごとに異なる[11]．新皮質は，興奮性および抑制性ニューロンのサブタイプの非常に多様性が存在する領域，層，および列に編成されている[10]．これらの層は水平だけではなく，垂直に連鎖する柱状の細胞集団でコラム(column)と呼ばれる．V-VI 層は皮質の外に向かう，II-III 層は皮質内を連結するなど，コラム構造の各層は効果的な情報処理の役割を分担していると考えられている[12]．ブロードマン（Brodmann, K.）[13]は層分布で脳部位を分けたが，脳機能の違いを示す結果となった．たとえば，前頭葉運動野（4 と 6 野）は III 層 V 層の錐体細胞を広げ，II 層 IV 層は欠落している．前頭前野は，顆粒細胞層の大きさが増し，錐体細胞の層が減る[14]．

e. 脳波のもとになる神経活動電位[15]

細胞内部は静止時，陰性（約 $-65\,\mathrm{mV}$）に帯電（分極）しており静止電位という．シナプス前細胞のシナプス小胞から放出された神経伝達物質が受容器と結合すると，ゲートが開いてイオンの流入／流出が起こり，神経細胞内部の電位が一過性に反転（脱分極）する．この電位をシナプス後電位（postsynaptic potential, PSP）といい，受容器の種類より興奮性（excitatory PSP, EPSP）（陽性）と抑制性（inhibitory PSP, IPSP）（陰性）に分けられる．EPSP と IPSP が加算相殺されて約 $10\,\mathrm{mV}$ を超えると（細胞内が約 $-55\,\mathrm{mV}$ より陽性になると），細胞体と軸索の接合部分である軸索小丘で活動電位が生じ，次の神経細胞へ信号が伝達される．なお，脳波の主要電源は，大脳皮質第 V 層の錐体細胞と考えられている[15]．

f. グリア細胞

アインシュタインの脳の左ブロードマンエリア 39[13]（頭頂葉角回）では，グリ

ア細胞が平均的な成人男性の約2倍であったことが報告されている[16]．グリア細胞は，神経細胞の周囲に存在し，栄養を与え，さらに過剰な神経伝達物質を除去し，精神機能にきわめて重要な影響を及ぼす．中枢神経のグリア細胞には，以下の4つの種類がある[3]．

①星状膠細胞（astrocyte，アストロサイト）：神経細胞間の周囲に満ち隙間を埋め，くまなく毛細血管に接触し，神経細胞と物質の交換，つまり神経細胞へ栄養を送る．また，アストロサイトのもつ選択的物質透過機能は，有害物質の侵入を防ぐ血液-脳関門（blood brain barrier，BBB），つまり障壁機構となっている．

②希突起神経膠細胞（oligodendrocyte，オリゴデンドロサイト）：中枢神経細胞の軸索に巻き付き髄鞘を形成する．髄鞘は，軸索で電気信号がショートすると困るため，絶縁被覆するはたらきをもつ．

③小膠細胞（microglia，ミクログリア）：異物や破壊した神経組織を貪食し除去する．

④上衣細胞（ependymal cell）：脳室周囲に存在する．なお，側脳室周囲の上衣細胞の層に，神経細胞の新生の役割を担う未分化な神経幹細胞が混じっていることが報告された[17]．　　　　　　　　　　　　　　　　　　　〔安崎文子〕

文　献

1) Herculano-Houzel, S. (2012). *Proceedings of the National Academy of Sciences*, **109** (Suppl 1), 10661-10668.
2) 甘利俊一（監修）・古市貞一（編）（2008）．シリーズ脳科学5－分子・細胞・シナプスから見る脳　東京大学出版会.
3) 有田秀穂・原田玲子（2005）．コア・スタディ 人体の構造と機能　朝倉書店.
4) Bond, A. M., et al. (2015). *Cell Stem Cell*, **17**, 385-395.
5) Okano, H. & Temple, S. (2009). *Neurobiology*, **19**, 112-119.
6) 山下俊英（2019）．実験医学，**37**, 2098-2103.
7) Kandel,E.R., et al. (2012). *Principles of neural science*. 5th ed. McGraw-Hill.（カンデル神経科学，金澤一郎・宮下保司（訳/監修）（2014）．メディカルサイエンスインターナショナル）
8) 日本神経学会「認知症疾患診療ガイドライン」作成委員会編（2017）．認知症疾患診療ガイドライン2017　医学書院.
9) 日本神経学会パーキンソン病治療ガイドライン作成委員会編（2011）．パーキンソン病治療ガイドライン2011　医学書院.
10) Lodato, S. & Arlotta, P. (2015). *Annual Review of Cell and Developmental Biology*, **31**, 699-720.

11) 原　一之 (2005). 脳の地図帳　講談社.

12) Maruoka, H., et al. (2017). *Science*, **358**, 610-615.

13) Brodmann, K. (1909). Vergleichende Lokalisationslehreder Gro hirnrinde, *Brodmann's Localisation in the Cerebral Cortex*. 3rd ed. Translated and edited, Garey, L.J., (2006). Springer Science + Business Media.

14) Stuss, D.T., & Benson, D.F. (1985). *The Frontal Lobes*, Raven Press Books. (融　道男・本橋伸高 (訳) (1990). 前頭葉　共立出版)

15) 入戸野宏 (2009). 心理学のための事象関連電位ガイドブック　北大路書房.

16) Diamond, M. C., et al. (1985). *Experimental Neurology*, **88**, 198-204.

17) 岡野栄之 (2002). 日本老年医学雑誌, **39**, 44-47.

1.1.2　脳の肉眼的局所解剖

a. 脳　の　構　成

　中枢神経系は脳と脊髄から構成される．さらに脳は，大脳・間脳・小脳・脳幹（中脳・橋・延髄）から構成される[1]．デジタル付録〈e〉1.1.2 に脳を左右の大脳半球に大きく二分する大脳縦裂での断面を示した．硬い頭蓋骨の下に髄膜（硬膜・クモ膜・軟膜）がある（〈e〉1.1.3）．髄膜に覆われた大脳の表面には，多数の溝（脳溝）と盛り上がり（脳回）のある新皮質が広がっている．溝は多く深く表面積が非常に大きい．溝や脳室周囲には神経細胞の細胞体，深部には軸索や樹状突起の神経線維が多く集まり，各脳回間は神経線維が密に連絡している．左右大脳半球は神経線維の脳梁が連絡している．脳内部の脳室周囲には，帯状回を含む古皮質の辺縁葉がある．視床は神経核,神経細胞の集合体で感覚神経の中継地であり,睡眠と覚醒の制御もおこなう．視床下部はホメオスタシス維持に関与している．中脳は上・下丘と黒質を含む．橋は睡眠調整，延髄は呼吸や循環器の中枢である．クモ膜と軟膜の間のクモ膜下腔は，脳室内 脈 絡叢で産生された脳脊髄液で満たされ，太い血管が走っている[2]．脳脊髄液は，脳室・クモ膜下腔を循環，クモ膜顆粒から硬膜静脈洞内の静脈血中に吸収される．

b. 大　脳　の　構　造

　図 1.1.3〜1.1.6 の対応する脳部位に英語[3]，日本語の脳解剖名[2,4,5]を示した．

　(1) 頭頂部から見た大脳

　図 1.1.3 に，頭頂部から見た大脳，および解剖学的脳回を示した．大脳縦裂が大脳半球を左右に大きく分け，左右ほぼ対称である．中心溝により，前方の前頭

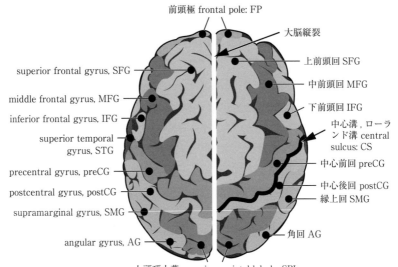

図 1.1.3　頭頂部からみた大脳（文献 3 を一部改変）

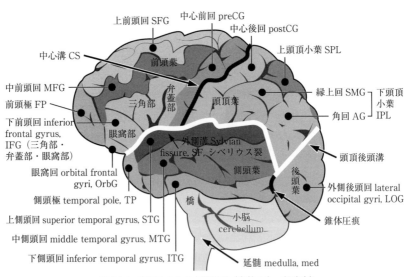

図 1.1.4　左側からみた大脳側面（文献 3 を一部改変）

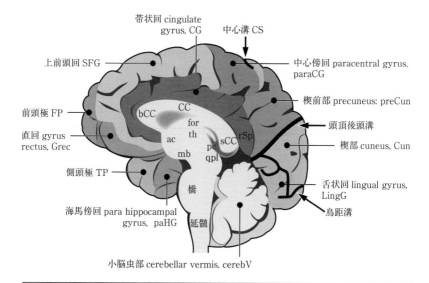

帯状回 cingulate gyrus, CG
中心溝 CS
上前頭回 SFG
中心傍回 paracentral gyrus, paraCG
前頭極 FP
楔前部 precuneus: preCun
bCC
CC
for
th
ac
sCC
rSp
頭頂後頭溝
直回 gyrus rectus, Grec
pc
mb
qpl
楔部 cuneus, Cun
側頭極 TP
舌状回 lingual gyrus, LingG
海馬傍回 para hippocampal gyrus, paHG
橋
延髄
鳥距溝
小脳虫部 cerebellar vermis, cerebV

CC: 脳梁（corpus callosum）	pc: 後交連（posterior commissure）
bCC: 脳梁吻（beak of CC）	mb: 乳頭体（mamillary body）
sCC: 脳梁膨大部（splenium of CC）	mes: 中脳（mesencephalon）
rSp: 脳梁膨大後部皮質（retrosplenial area）	th: 視床（thalamus）
ac: 前交連（anterior commissure）	qpl: 四丘板（quadrigeminal plate）
	for: 脳弓（fornix）

図 1.1.5 正中からみた大脳（文献 3 を一部改変）

葉と後方の頭頂葉に分かれる．中心溝を挟んで前が前頭葉の中心前回（preCG），後方が頭頂葉の中心後回（postCG）である．背外側の前頭葉は上から下へ，上前頭回（SFG）・中前頭回（MFG）・下前頭回（IFG）に分かれる．最前方は前頭極（FP）である．頭頂葉は，中心後回の後方上部が上頭頂小葉（SPL），下方の側頭葉側が下頭頂小葉（inferior parietal lobule, IPL）である．下頭頂小葉は，前方の縁上回（SMG）と後方の角回（AG）に分かれる．

（2）左側から見た大脳側面

図 1.1.4 に，左方向から見た大脳側面，背外側の解剖学的脳回を示した．中心溝により前頭葉と頭頂葉に分かれる．頭頂葉と後頭葉の境は，内側面から外側に一部見える頭頂後頭溝と底面の錐体圧痕を結んだ人工的な線である[6]．外側溝（シルビウス裂）は，前頭葉と側頭葉に分けるが，側頭・頭頂葉の後部境界は不明瞭で，外側溝の端を頭頂・後頭葉の境界線と結び，境としている．前頭葉と頭頂葉

の背外側は頭頂部から見た脳回と同様だが，下前頭回は三角部（pars triangularis, pt）・弁蓋部（pars opercularis, po）・眼窩部（pars orbitalis, porb）に分かれる．下前頭回眼窩部（IFG porb）と眼窩回（OrbG）は別である．なお，三角部と弁蓋部を合わせてブローカ野と呼ぶ．側頭葉は，最前方の側頭極（TP），上側頭回（STG）・中側頭回（MTG）・下側頭回（ITG）が見える．

(3) 正中からみた大脳

図 1.1.5 に，大脳縦裂の正中断面を示した．中心溝より前が前頭葉で，楔前部（けつぜん）（preCun）は頭頂葉，楔部（けつ）（Cun）は後頭葉である．中心傍回（paraCG）は，中心前回（preCG）と中心後回（postCG）の内側面の延長である．正中断面には，記憶や情動の回路である大脳辺縁系が広がっている．大脳縦裂に沿って，新皮質と古皮質の中間にあたる帯状回（CG）・海馬傍回（paHG），古皮質にあたる脳弓（for），神経核の乳頭体（mb）があり，大脳辺縁系に含まれる．そのほか，感覚情報の中継点である間脳の視床（th），左右の大脳を連絡する神経線維の脳梁（CC）・前後の交連がある．前交連（ac）・後交連（pc）は，functional magnetic resonance imaging（fMRI）の三次元脳座標，タライラッハ（Talairach, J.）座標に用いられ，正中断面と前交連の交わる点が原点となる．

(4) 底面からみた大脳

図 1.1.6 に小脳を除いた大脳の底面を示した．左右ほぼ対称で，対応する部位に日本語と英語の脳解剖名を示した．底面は腹部の前頭葉，側頭葉，後頭葉が見える．前頭葉では，腹部の眼窩回は内側・前・外側・後に分かれる．左右の大脳縦裂に沿って直回，最前方に前頭極（FP），最後方に後頭極（OP）がある．底部の側頭葉と後頭葉を明確に分ける線はなく，頭頂後頭溝・鳥距溝分岐点と錐体圧痕を連なる人工的な線を境界としている[6]．側頭葉内側の海馬傍回と後頭葉の舌状回は連続体だが，後頭葉の部位が舌状回（LingG）である．側頭葉の腹部は最前方に側頭極（TP），下側頭回（ITG）の下方腹部に側頭後頭回（TOG）がある．シュパルテホルツ（Spalteholz, W.）[7]では，海馬傍回（paHG）・舌状回（LingG）と，下側頭回（ITG）に挟まれた側頭後頭葉の縦長の脳回が紡錘状回（FusiG）である．ネッター（Netter, F. H.）[2]では，同様の部位（シュパルテホルツの紡錘状回）は，後頭側頭溝（occiplotemporal sulcus）によって，内側後頭側頭回（medial occipitotemporal gyrus）と，外側後頭側頭回（lateral occipitotemporal gyrus）の縦 2 つに分かれる．本書は，ダマジオ（Damasio, H.）[3]に従い，同様の部位を，

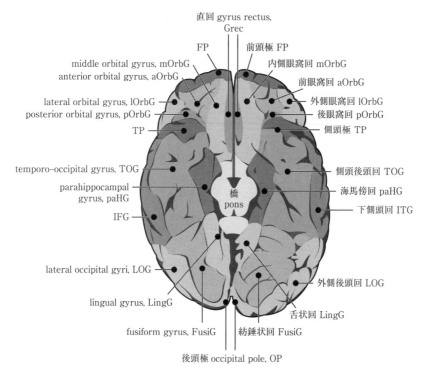

図 1.1.6 底面からみた大脳（文献 3 を一部改変）

側頭葉の部位は側頭後頭回（TOG），後頭葉の部位は紡錘状回（FusiG），さらに，紡錘状回の後方の外側部を外側後頭回（LOG）とした．

c. 脳血管とその支配領域

〈e〉1.1.4 に，脳底部のウイリス動脈輪（Willis arterial circle）を示した．心臓から上行した左右総頸動脈が分岐した内頸動脈前枝は，前大脳動脈と中大脳動脈に分岐する．内頸動脈の後枝は，後交通動脈である[8]．脳底動脈は上行し，有対部と後交通動脈が合流し後大脳動脈となる．前交通動脈と後交通動脈を介し，左右の頸動脈前枝と後大脳動脈を結ぶ輪が形成されている[6]．大脳動脈はこの動脈輪を介している．ウイリス動脈輪血管分岐部の壁は比較的弱く，動脈瘤やその破裂が好発する[9]．もやもや病（ウイリス動脈輪閉塞症）では，前大脳動脈と中大脳動脈近位部に狭窄・閉塞がみられる[10]．

〈e〉1.1.5 に，基底核を通る水平断面での主管動脈の灌流領域を示した．中大脳

動脈の支配領域は非常に大きい．中・前・後大脳動脈の主管動脈から穿通枝が枝分かれし脳深部を灌流する．また主管動脈の末梢は，脳表を回る皮質枝，さらに皮質枝から分岐した髄質枝となり皮質下白質を灌流する[11]．中大脳動脈灌流領域の深部白質は，穿通枝と髄質枝支配の境界で血流不足が起こりやすい．主管動脈閉塞がアテローム血栓性脳梗塞，穿通枝閉塞がラクナ梗塞である[11]．〔安崎文子〕

文　献

1) 山科正平 (2017). 新しい人体の教科書　講談社.
2) Netter, F.H. (2014). *Atlas of Human Anatomy*. 6th ed. Elsevier（相磯貞和（訳）(2016). ネッター解剖学アトラス第6版　南江堂）
3) Damasio, H. (2005). *Human Brain Anatomy in Computerized Images*. 2nd ed. Oxford University Press.
4) Kretschmann, H. & Weinrich,W. (2003). *Atlas der Magnetresonanztomographie und Computertomographie*. 3rd ed. Georg Thieme Verlag.（クレッチマン，H-J. & ワインリッヒ，W. (2008). 脳の機能解剖と画像診断　真柳佳昭（訳）医学書院）
5) Stuss, D.T. & Benson, D.F. (1986). *The Frontal Lobes*. Raven Press Books（融　道男・本橋伸高（訳）(1990). 前頭葉　共立出版）
6) 平山惠造・田川皓一 (1995). 脳卒中と神経心理学　医学書院.
7) Spalteholz, W. (1933). *Handatlas der Anatomie des Menschen. Dritter Band*. Verlag Von S. Hirzel.
8) 原　一之 (2005). 脳の地図帳　講談社.
9) 中村　實・他 (2015). 最新・X線CTの実践　医療科学社.
10) 厚東篤生・他 (2009). 脳卒中ビジュアルテキスト　医学書院.
11) 山本康正・他 (2020). 臨床神経, **60**(6), 397-406.

1.2　脳 を み る

　神経心理学では，脳部位とその機能の確認は必須である．本節1.2.1項では，診断に必要な，断面からみた脳部位の同定について，1.2.2項では，脳のはたらきを確認する検査方法について述べる．

1.2.1　脳の形をみる

　脳の病変を診断・確認するために，コンピュータ断層写真（computed tomography, CT），磁気共鳴画像（magnetic resonance imaging, MRI），single photon emission computed tomography（SPECT），positron emission tomography（PET）などの検査を行うが，もっとも代表的な CT や MRI の画像の見方を説明する．

a.　脳画像の切断方法

冠状断・矢状断・水平断の切断面で撮影する（デジタル付録〈e〉1.2.1）が，水平断が頻繁に用いられている．水平断は①眼窩中心と外耳道中点を結ぶ線で切断する OM ライン（orbitomeatal base line），②ドイツ水平断の 2 つが多い．以下，OM ラインで撮像された画像で説明する．

b.　画像の種類 [1,2)]

（1）CT 画像（〈e〉1.2.2）

全方位から X 線を照射し，X 線透過率をコンピュータで再構成した画像である．X 線は，水分や空気は通りやすく黒く映り，骨は通りにくく白く映る．なお，出血は水分だが，鉄分が多いため，発症初期は高吸収で白く映る．経過により血腫は吸収され空洞化し体液に置換される．さらに脳梗塞部位も壊死し液状化するため，ともに低吸収で黒く映る．

（2）MRI 画像

身体の中に存在する水分の水素原子は，自由に動き回っているが，強い磁場の中に身体を入れると，水素原子は整列する．その状態の中で，電磁波（ラジオ波）を当て，水素原子の動きの向きを変えると，もとに戻ろうとし共鳴して水素原子から電磁波が発生（磁気共鳴）する．これを画像化したものが MRI である．①T1 強調画像（T1 weighted image）（〈e〉1.2.3）：水分（脳脊髄液）は低信号で黒い，②T2 強調画像（T2 weighted image）（〈e〉1.2.3）：水分は高信号で白い，③flair 画像（fluid-attenuated inversion recovery）（〈e〉1.2.4）：水分を抑制（脳溝・脳室は黒），病変は高信号（病変は白），④拡散強調画像（diffusion weighted image, DWI）（〈e〉1.2.5）：脳梗塞発症日など，神経細胞が完全に壊死していない状態の病変は高信号で白い．

c.　側画像を参考にした水平断からみた脳部位の同定

（1）中心溝の同定 [1,2,3)]（〈e〉1.2.6）

左右の記載がない場合，左側が右脳である．頭頂部水平断から，中心溝を同定する方法には，①大脳縦裂に左右一対ある帯状溝辺縁枝と向かい合った溝が中心後溝で，その前方が中心溝（central sulcus, CS），②上前頭回は，帯状溝・上前

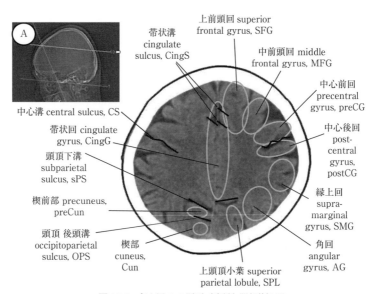

図 1.2.1　左上図 A の断面（略語と脳部位）[1, 3-5]

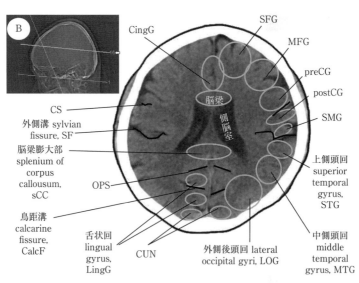

図 1.2.2　左上図 B の断面（略語と脳部位）[1, 3-5]

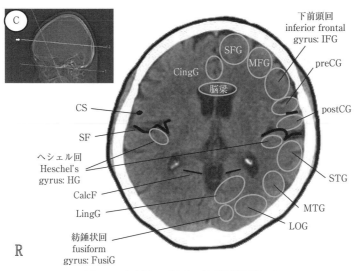

図 1.2.3 左上図 C の断面 1（略語と脳部位）[1, 3-5]

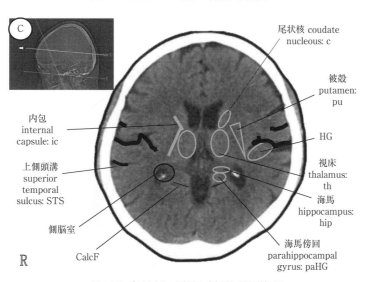

図 1.2.4 左上図 C の断面 2（略語と脳部位）[1, 3-5]

頭溝・中心前溝が境界であるから，中心前溝の後方が中心溝，③中心前回は中心
後回より厚い，などがある．

（2）断面図（CT 画像注））から脳部位の同定

　脳部位の解剖名はダマジオを参考にした[3]．図 1.2.1 は左上図 A の断面画像で

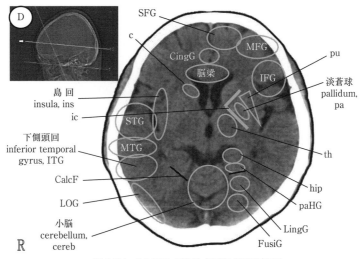

図 1.2.5　左上図 D の断面（略語と脳部位）[1, 3-5]

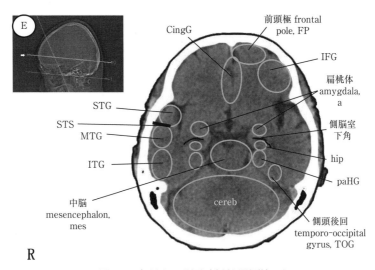

図 1.2.6　左上図 E の断面（略語と脳部位）[1, 3-5]

ある．主に前頭葉と頭頂葉の断面である．中心溝を境に前頭葉の中心前回と頭頂葉の中心後回がある．帯状溝は大脳の内側面に細かく入った溝であり，帯状溝と頭頂下溝の間の皮質が帯状回，頭頂下溝と頭頂後頭溝の間が，楔前部である．

　図 1.2.2 は B の断面画像で，側脳室が中心にある．左右の大脳を連絡する交連

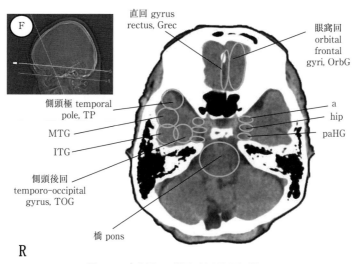

図1.2.7　左上図 F の断面（略語と脳部位）[1,3-5)]

線維の脳梁，前頭前野の内側面，帯状回がある．中心溝と頭頂葉がみえ，前頭葉と側頭葉を分ける外側溝は明瞭である．頭頂後頭溝の後方は後頭葉の楔部，舌状回は楔部の下部である．

　図1.2.3 に左上図 C の断面画像で外側の皮質を示した．外側溝は前頭葉と側頭葉の境だが，この断面では，中心溝もあり頭頂葉の中心後回もみえる．外側溝に斜めに，第1次聴覚野のヘシェル回（横側頭回）がある．

　図1.2.4 に左上図 C の断面画像の深部を示した．深部神経細胞で皮質との中継点の神経核である基底核の一部，線条体（被殻と尾状核）は，視床や前頭葉へ連絡している．側脳室の後方に海馬と海馬傍回がある．

　図1.2.5 は左上図 D の断面画像である．運動制御の神経線維束の内包は，基底核の淡蒼球と視床の間にある．外側溝の周辺皮質は島回である．側頭葉は上・中・下側頭回，海馬・海馬傍回，鳥距溝の後方が後頭葉視覚野の舌状回である．

　図1.2.6 は左上図 E の断面画像である．ハート形の中脳がみえる．この断面には前頭極・下前頭回がある．また側頭葉内側面は側脳室下角を挟んで前方が情動の中枢で大脳辺縁系の扁桃体，後方が海馬と海馬傍回である．上と中側頭回の境は上側頭溝である．

　図1.2.7 は左上図 F の断面画像である．前頭葉腹部の眼窩回と直回，側頭葉，

表 1.2.1　ブロードマン部位に対応した解剖部位名 [3,5,8]

1：中間中心後野，2：尾側中心後野，3：吻側中心後野，1,2,3は<u>中心後回</u>，4：巨大錐体細胞野，<u>中心溝よりの中心前回</u>，5：頭頂前野，<u>上頭頂小葉の前方部位</u>，6：無顆粒前頭野，<u>中心前回の後方，上中前頭回の一部</u>，7：上頭頂野，<u>上頭頂小葉の後方部位と楔前部</u>，8：中間前頭野，<u>上中前頭回の一部</u>，9：顆粒前頭野，<u>上中前頭回の最前部</u>，10：前頭極野，<u>前頭極</u>，11：前頭前野，<u>直回・眼窩回</u>，12：領野説明なし，吻端野，<u>眼窩回と直回の腹内側</u>，13〜16：説明なし，17：有線野，<u>鳥距溝周辺・楔部・舌状回・後頭極</u>，18：後頭前野，<u>第1次視覚野周辺の鳥距溝周辺・楔部・舌状回・紡錘状回・外側後頭回</u>，19：後頭前野，<u>第2次視覚野周辺の楔部・紡錘状回・外側後頭回</u>，20：下側頭野，<u>下側頭回前方部から側頭葉腹部の側頭後頭回</u>，21：中側頭野，<u>中側頭回前方部</u>，22：上側頭野，<u>上側頭回</u>，23：腹側後帯状野，<u>後部帯状回の一部</u>，24：腹側前帯状野，<u>前部帯状回の一部</u>，25：膝下野，梁下野（回）[5,8]，26：脳梁膨大外野，脳梁膨大部後部皮質の一部で隠れている[5]，27：前海馬台野，<u>海馬傍回の一部</u>，28：内嗅野，<u>海馬傍回の一部</u>，内嗅野，29：顆粒辺縁後野，<u>帯状回後部</u>，帯状回峡内側[5,8]，30：無顆粒辺縁後野，帯状回峡後方[5,8]，31：背側後帯状野，<u>帯状回後方</u>，32：背側前帯状野，帯状回前方の一部，33：膝前野，脳梁溝に隠れている[5]，34：背側内嗅野，鈎[5,8]，35：周嗅野，嗅脳溝[5,8]とその直近の周囲に限定された細長い帯状の領域[5]，36：外嗅野，海馬傍回と側頭後頭回の境界部，37：後頭側頭野（注：〈e〉1.2.7では紡錘状回Fusiform gyrusと紹介されている）<u>中側頭回・下側頭回・側頭後頭回の後方部分</u>，38：側頭極野，<u>側頭極</u>，39：角野，<u>角回</u>，40：縁上野，<u>縁上回</u>，41：内（前）横側頭回，<u>前方ヘシェル回（横側頭回）</u>，42：外（後）横側頭回，<u>後方ヘシェル回（横側頭回）</u>，43：中心下野，<u>中心前回と中心後回の下部</u>，44：弁蓋野，<u>弁蓋部</u>45：三角野，<u>三角部</u>，46：中前頭野，<u>中前頭回前方部</u>，47：眼窩野，<u>下前頭回眼窩部と眼窩回の一部</u>，48：ヒトで欠番，49〜51：説明なし，52：島傍野，<u>上側頭回の上位で側頭葉と島回の移行部</u>[6]

小脳，橋がある．眼窩回はモラルや協調性と関係，側頭葉内側面の扁桃体と海馬傍回も大脳辺縁系の一部である．

　(3)　ブロードマン（Brodmann, K.）の領野と脳解剖名との対応

　ブロードマンは大脳の神経細胞の6層の組織構造の（1.1.1 d 大脳皮質の層構造）相違により52の領野に分類した[6]．1909年著書の英語翻訳[6]から領野番号，領野名の日本語訳[7]，ブロードマン部位に対応の解剖部位名[3,5,8]を示した（表1.2.1）．本書で用いたダマジオの解剖部位名[3]には下線を引いた．なお，英語領野名はデジタル付録〈e〉1.2.7に示した．　　　　　　　　　　　　　　　　　〔安崎文子〕

【手を動かしてみよう】

デジタル付録〈e〉1.2.8の画像をみて海馬を探してみよう．同じく〈e〉1.2.9には，中心溝がみえる．中心溝と外側溝（シルビウス裂）を探してみよう．

文 献

1) Kretschmann, H. & Weinrich, W. (2003). *Atlas der Magnetresonanztomographie und Computertomographie.* 3rd ed. Georg Thieme Verlag.（クレッチマン，H-J. & ワインリッヒ，W.（2008）．脳の機能解剖と画像診断　真柳佳昭（訳）　医学書院）

2) 宮内　哲（2013）．心理学評論, **56**, 414-454.

3) Damasio, H. (2005). *Human Brain Anatomy in Computerized Images.* 2nd ed, Oxford University Press.

4) 厚東篤生・他（2009）．脳卒中ビジュアルテキスト第3版　医学書院.

5) Netter, F.H. (2014). *Atlas of Human Anatomy*, 6th ed. Elsevier（相磯貞和（訳）（2016）．ネッター解剖学アトラス第6版　南江堂）

6) Brodmann, K. (1909). *Vergleichende Lokalisationslehreder Gro hirnrinde, Brodmann's Localisation in the Cerebral Cortex.* 3rd ed. Translated and edited, Garey, L.J., (2006). Springer Science + Business Media.

7) 榎日出夫・杉下守弘（2002）．認知神経科学, **3**, 208-219.

8) 原　一之（2005）．脳の地図帳　講談社.

9) 月本　洋・他（2007）．脳機能画像解析入門　医歯薬出版.

1.2.2　脳のはたらきをみる

a. 神経学的検査

　神経学的検査は，意識・精神状態，言語，脳神経，運動系，感覚系，反射，協調運動，起立，歩行などの，中枢神経に関する総合的な検査である（デジタル付録〈e〉1.2.10）．意識・精神状態では意識レベル・見当識・記憶など，言語では失語・構音障害などを検査する．脳神経については，間脳や脳幹から出て末梢へ向かう左右12対の末梢神経（Ⅰ嗅神経，Ⅱ視神経，Ⅲ動眼神経，Ⅳ滑車神経，Ⅴ三叉神経，Ⅵ外転神経，Ⅶ顔面神経，Ⅷ内耳神経，Ⅸ舌咽神経，Ⅹ迷走神経，Ⅺ副神経，Ⅻ舌下神経）（〈e〉1.2.11）に関して，各神経の機能障害の有無を検査する[1]．たとえば，Ⅶ顔面神経に麻痺が生じると，「イー」と言った際，麻痺側の口角が下がるといった所見が得られる．運動系では，筋緊張・萎縮・麻痺の有無などを検査する．反射では，深部反射や病的反射などを検査する．深部反射は，腱や骨

膜などの深部組織に刺激を与えたときに，筋肉が急激に進展する現象で，ハンマーで膝を叩くと足が跳ね上がる膝蓋腱反射がその代表例となる．他方，病的反射は，乳児を除いて，健常者では一般に認められない反射のことをいう．病的反射の1つであるバビンスキー反射では，爪楊枝の頭部で片方の足底の外側を踵から上にゆっくりと小指のつけね付近までこすった際に，親指が上方向へ曲がる現象が観察される．膝蓋腱反射が亢進したり，バビンスキー反射が認められた場合は，中枢性の運動経路の障害（錐体路障害）が疑われる．

b. 神経心理学的検査

　神経心理学的検査とは，言語，思考，認知，記憶などの高次精神活動を脳の構造との関連において精査する検査である（〈e〉1.2.12）．神経学的検査においても，言語や記憶などの高次脳機能の一部を扱うが，神経学的検査ではそれらの機能状態をおおまかに把握することを目的とするのに対し，神経心理学的検査では，重症度やタイプなどを含めて個々の高次脳機能障害について，より詳細に評価する点に特徴がある．脳の損傷や精神疾患などにより高次脳機能障害が疑われる際に実施される．また，脳外科手術の術前後の脳機能比較や，術中の脳機能の同定のためにも実施されている．

　代表的な神経心理学的検査に，失語症評価として標準失語症検査[2]やWAB失語症検査[3]，視知覚や視覚認知の評価として標準高次視知覚検査[4]，注意力の評価として標準注意検査[5]，記憶の評価としてウェクスラー記憶検査[6]やリバーミード行動記憶検査[7]，遂行機能の評価として日本版BADS遂行機能障害症候群の行動評価[8]などがある．なお，高次脳機能障害の評価を行う際の一連の流れについては，4.1節を参照されたい．

c. 覚醒下手術中の脳への直接刺激

　前述の2つの脳機能検査法と異なり，開頭手術中に大脳皮質に電極で触れ，直接的に電気刺激を与えることによって脳のはたらきを調べる方法がある．脳への直接刺激は，19世紀末に難治性のてんかんに対して始まったといわれる[9]．その後，1930年代からペンフィールド（Penfield, W.）[10]は，400以上の症例を対象に，局所麻酔下にて大脳皮質を直接刺激し，それに対する患者の反応を調べることにより，個々の脳部位の機能同定を試みた（図1.2.8および〈e〉1.2.13）．ペンフィールドによれば，例えば，左中心前回下部を電気刺激すると唇が引っ張られたり，顎が上がったり下がったりする症状が出現し，左上側頭回を電気刺激すると，リ

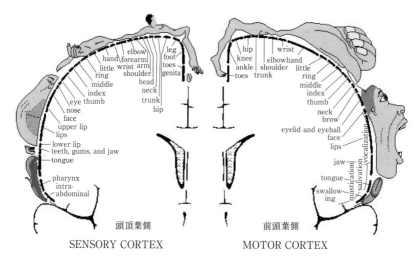

図 1.2.8　中心溝を前頭葉側と頭頂葉側から見た運動と感覚の機能局在 [10]
　　　　頭頂葉側が感覚野，前頭葉側が運動野となる（〈e〉1.2.13）.

Jaakko MalmivuoJaakko MalmivuoRobert Plonsey (1995) In book: Bioelectromagnetism—Principles and Applications of Bioelectric and Biomagnetis Fields Chapter: 5 Publisher: Oxford University Press

ンリンという音が聞こえたとの反応が観察される（〈e〉1.2.14，〈e〉1.2.15）. また，側頭葉に視聴覚やその両方に関する記憶が貯蔵されていることも同様の手法により明らかにされた[10]. 現在は，てんかんだけでなく，脳腫瘍に伴う外科手術においても，できるかぎり脳機能を温存しつつ，腫瘍を摘出することをねらいとして，脳への直接刺激による脳機能の詳細な確認がおこなわれている（〈e〉1.2.16）.

d.　非侵襲的な脳活動計測

　非侵襲的な脳活動計測とは，頭皮を切開したり，頭蓋内に器具を挿入したりすることなく，生体を傷つけずに脳の神経活動や代謝活動，脳血流変化を測定する脳機能検査法をいう. この方法では，計測された脳活動データの空間的・時間的パターンから，神経活動が生じた脳の部位および時間を推定し，その部位の機能や精神活動との関連性について検討していく[23]. なお，先述の神経学的検査や神経心理学的検査も非侵襲的な脳機能検査法の１つと位置づけられるが, 本項では，行動レベルの反応を扱うこれらの手法とは違って，生理学的な脳活動データを測定する技法を中心に述べる.

（1）脳波（electroencephalogram, EEG）[24, 25]

　脳は情報を伝達するために絶えず電位が生じている. 神経細胞の微弱な電気活

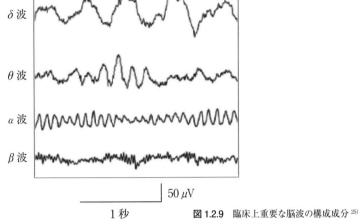

δ波

θ波

α波

β波

50 μV

1秒　　　　　　　　図1.2.9　臨床上重要な脳波の構成成分[25]

動を測定・増幅し，波形として示したものがEEGである．EEGは10Hz前後の
リズムをもっており，臨床上重要な構成成分は，安静時に出現するα波（8～13
Hz），覚醒時に出現するβ波（14～30 Hz），睡眠時に出現するθ波（4～7Hz）
やδ波（0.5～3 Hz）である（図1.2.9）．EEGは全体的な脳活動を表してはいるが，
どの部位が活動しているか正確な情報はわからない．そのため，背景脳波
（background EEG）とも呼ばれる．一般に脳波検査は，時間分解能（脳活動の
時間的変化をとらえる精度）が優れているが，空間分解能（脳活動部位を同定す
る精度）は劣る．装置は安価で被験者の自由度も高い．

1）誘発電位（evoked potentials, EP）[17, 24]

EPとは，手足の感覚刺激・視覚・聴覚などの物理的刺激が引きおこす脳電位
反応である．EPは臨床や研究のほか，覚醒下手術中のモニタリングに頻用される．
聴覚と視覚におけるEPの例を以下に述べる．①聴性脳幹反応（auditory brainstem
response, ABR）：クリック音を聞かせ，それによって誘発されて脳幹から発生
する電位を計測する．難聴を発見するための新生児聴覚スクリーニングに用いら
れている．②視覚誘発電位（visual evoked potential, VEP）：検査では白黒の格
子柄模様，全身麻酔下ではフラッシュ刺激を用いて，視覚によって誘発される電
位を計測する．

2）事象関連電位（event-related brain potential, ERP）[24, 26, 27]

心理的な過程に関連して出現する脳波成分をERPという．代表的なERPとし

て，P300，ミスマッチ陰性電位（mismatch negativity, MMN），N400 がある．
①P300：刺激呈示から約 300 ミリ秒後に現れる陽性（positive）電位である．呈示頻度の高い標準刺激と，まれに呈示される標的刺激の両方を呈示し，標的刺激を弁別させるオドボール課題などで，予測や注意といった認知機能に関連して出現する．②MMN：まれに呈示される逸脱刺激に自動的に反応する成分で，刺激呈示から約 200 ミリ秒後に陰性（negative）方向に出現する．高次の認知過程に感受性があり，精神疾患の研究に活発に応用されている．③N400：期待される文脈や意味と一致しない語に対して，刺激呈示から約 400 ミリ秒後に出現する陰性電位である．言語処理と関係する．

(2) 脳磁図（magnetoencephalogram, MEG）[23, 24]

脳内の神経細胞の活動によって発生する電気信号を磁界の変化として捉えるものである．MEG の計測可能な周波数帯域は 1Hz から数百 Hz までと時間分解能はもっとも高い．100 ～ 300 チャンネルの磁気センサを有し，頭部全体が計測可能で，EEG と比べ，正確な発生源の推定が可能である．空間分解能も高い．MEG は比較的高機能だが，高価な液体ヘリウムで磁気センサをつねに冷却する必要がある．てんかんの治療のために保険適用となったが，維持費が高く病院臨床には浸透していない．

(3) 機能的 MRI（fMRI）[23, 28]

脳の神経細胞が活動すると，血中の酸素化ヘモグロビン（oxyhemoglobin, oxy-Hb）が，常磁性を示す脱酸素化ヘモグロビン（deoxyhemoglobin, deoxy-Hb）に変化し，磁場の均一度が低下する．これに続き大量の酸素の供給が起こり，磁場の均一度が上がり，磁気共鳴信号が回復・増強する．fMRI は，この信号変化を脳機能活動として 3 次元計測したものである．脳の血流増加は神経活動から 1 ～ 2 秒遅れて始まり 5 ～ 6 秒でピークに達する．fMRI は血流の変化に伴う計測であるため，時間分解能は良好ではない．一方，空間分解能はこれまでに紹介した検査方法の中ではもっとも優れており，1 つのボクセル（3 次元空間の体積）が 2×2×2 mm ～ 3×3×5 mm 程度で解析できる．脳全体の血流の変化を 3 次元座標で表すことができる．

(4) 単一光子放出断層撮影法（single photon emission computed tomography, SPECT）[23, 29]

シンチグラフィ（scintigraphy）とは，放射性薬剤を投与し，体外から放射性

薬剤の分布を検出・画像化する検査で，SPECT はシンチグラフィの断層撮影である．SPECT では，骨・心筋血流・腫瘍・脳血流などの検査が可能である．脳血流シンチグラフィでは，脳血流分布を解析し，血流が低下している脳部位を示すことができる．SPECT は後述の PET より空間分解能も時間分解能も劣る．

　(5) 陽電子放出断層撮影法（positron emission computed tomography, PET）[23,29]

　ポジトロン（陽電子）という放射線を出す放射性薬剤を投与し，そこから出る放射線の体内分布を 360°の角度で検出する．PET は，空間分解能は優れるが，時間分解能は fMRI より劣る．PET 検査の種類は使用される放射性薬剤によりさまざまだが，脳機能に関するものとして，糖代謝 PET，アミロイド PET，タウ PET などがある．脳機能に関する PET は保険適応外で高価である．糖代謝 PET では，脳腫瘍とてんかんでは，ブドウ糖代謝が亢進し診断に用いられる．アルツハイマー病（Alzheimer's disease, AD）では糖代謝の低下がみられる．アミロイド PET では，アミロイドβの画像化が可能である．AD の脳では症状が出現するかなり前から脳内に沈着するアミロイドβが検出でき，早期診断に有用である．タウ PET では，AD 診断のもう 1 つの必須病理，神経原線維性変化（神経細胞の中に線維状の塊が蓄積）の構成要素であるタウ蛋白のイメージングができる．

　(6) 近赤外分光法（near infrared spectroscopy, NIRS）[23]

　脳活動により脳血流内の oxy-Hb は脱酸素化し deoxy-Hb に変化する．近赤外光を頭皮から入出させると，脳血流内の oxy-Hb と deoxy-Hb では近赤外光の吸収率が異なり，その変化量から組織の活動を推測する．NIRS は磁場を必要とせず，安全で比較的安価である．しかし，NIRS の空間分解能は低く頭皮から 25 ～ 30 mm である．時間分解能は fMRI よりよいともいわれるが，fMRI 同様に脳血流を測定しているため，高くはない．NIRS は精神科疾患の鑑別の補助として，保険適用となった．

　非侵襲的な脳活動計測ではないが，経頭蓋磁気刺激についての説明を 〈e〉
1.2.17 に加えた．　　　　　　　　　　　　　　　　　　　　〔安崎文子〕

文　献

1)厚東篤生・他（2009）．脳卒中ビジュアルテキスト第 3 版　医学書院．
2)日本高次脳機能障害学会 Brain Function Test 委員会（2003）．標準失語症検査（Standard

Language Test of Aphasia: SLTA）改訂第 2 版 新興医学出版社.

3）Kertesz, A. WAB 失語症検査（日本語版）作成委員会（1986）．WAB 失語症検査日本語版 医学書院.

4）日本高次脳機能障害学会 Brain Function Test 委員会（2003）．標準高次視知覚検査（Visual Perception Test for Agnosia: VPTA），新興医学出版社.

5）日本高次脳機能障害学会（編）（2006）．標準注意検査法 Clinical Assessment for Attention （CAT）　新興医学出版社.

6）Wechsler, D. (2001). WMSTM-R ウェクスラー記憶検査，（日本版作成　杉下守弘）　日本文化科学社.

7）Wilson, B.A. & Baddeley, A.D. (1989). *The Rivermead Behavioral Memory Test*. London: Thames Valley Test Company.（綿森淑子・他（訳）（2002）．RBMT リバーミード行動記憶検査　千葉テストセンター）

8）Wilson, A. B., et al. (1996). *Behavioural Assessment of the Dysexecutive Syndrome* (BADS) Pearson.（鹿島晴雄（監訳）（2003）．BADS 遂行機能障害症候群の行動評価日本版　新興医学出版社）

9）池田昭夫（2013）．脳神経外科ジャーナル，**22**, 170-177.

10）Penfield, W. & Rasmussen, T. (1950). *The cerebral cortex of man: a clinical study of localization of function*. MacMillan.（岩本隆茂（監訳）（1986）．脳の機能と行動　福村出版）

11）Berger, M.S., et al. (1989). *Neurosurgery*, **25**, 786-792.

12）Haglund, M.M., et al. (1994). *Neurosurgery*, **34**, 567-576.

13）隈部俊宏（2016）．脳神経外科ジャーナル，**25**, 548-554.

14）Kayama, T. (2012). *Neurologia medico-chirurgica*, **52**, 119-141.

15）川崎聡大・他（2007）．高次脳機能研究，**27**, 196-205.

16）板倉　徹・他（2005）．神経心理学，**21**, 200-206.

17）後藤哲哉（2017）．信州大学医学雑誌，**65**, 23-30.

18）鈴木匡子（2012）．神経心理学，**28**, 223-228.

19）松井泰行・他（2015）．高次脳機能研究，**35**, 1-8.

20）木村和也・他（2019）．リハビリテーション医学，**56**, 613-617.

21）Nakajima, R., et al. (2015). *Neurologia medico-chirurgica*, **55**, 442-450.

22）Kane, M., et al. (2007). *Journal of Experimental Psychology: Learning, Memory, and Cognition*, **33**, 615-622.

23）宮内　哲（2013）．心理学評論，**56**, 414-454.

24）大熊輝雄・他（2016）．臨床脳波学第 6 版　医学書院.

25）飛松省三（2016）．ここが知りたい！臨床神経生理　中外医学社.

26）入戸野宏（2005）．事象関連電位ガイドブック　北大路書房.

27）Sutton, S., et al. (1965). *Science*, **150**, 1187-1188.

28）月本　洋・他（2007）．脳機能画像解析入門　医歯薬出版.

29）伊藤健吾・他（2017）．臨床神経学，**57**, 479-484.

1.3　高次脳機能障害の原因

　わが国の高次脳機能障害の原因疾患は[1]，脳梗塞（cerebral infarction, CI）43%，脳出血（intracerebral hemorrhage, ICH）26%，外傷性脳損傷（traumatic brain injury, TBI）10%，クモ膜下出血（subarachnoid hemorrhage, SAH）8%，脳腫瘍（brain tumor）3%，神経変性疾患 3% の順である．上記にてんかん・脳炎を加え説明する．

1.3.1 脳血管障害（脳卒中（stroke）：脳梗塞・脳出血・クモ膜下出血）

a. 脳　梗　塞

　閉塞性脳血管障害とは，脳動脈に発生した狭窄や閉塞が脳の循環代謝障害をきたし種々の神経症状を示す疾患群の総称である[2]．血栓または塞栓により脳実質が壊死に陥ったものを脳梗塞という[3]．脳梗塞発症後 4.5 時間以内の急性期症例に静注血栓溶解療法（rt-PA）は，虚血状態だが壊死していない部分（ペナンブラ：penumbra）について，血管の再開通により壊死が免れ，良好な転帰が期待されている[4]．

　（1）アテローム血栓性脳梗塞[2]

　高血圧や糖尿病などにより血管に負担がかかると，血管の内皮細胞が傷つく．内皮細胞の機能に障害が起こることで，コレステロールや脂質が溜まりプラーク（アテローム）となり血管が狭窄，プラークによってできた血栓（血の塊）により閉塞となる．主管動脈のアテローム硬化による狭窄が原因の脳梗塞である．

　（2）ラ ク ナ 梗 塞[2]

　アテローム硬化による穿通枝動脈の閉塞が原因となる脳深部の小梗塞である．

　（3）心原性脳塞栓症[2]

　不整脈などにより心臓内の血液の流れによどみができ，できた血栓が動脈内に流出し，脳血管を閉塞することが原因で生じる脳塞栓である．大きな血栓により閉塞することが多い．

b. 脳出血（ICH）

　高血圧性脳出血は，主に脳実質に灌流している主要血管から枝分かれした穿通枝動脈が破裂し，脳実質内に出血する．出血の多発する部位の剖検での確認では，

大脳 80%（被殻 64%，視床 14%），小脳 10%，脳幹 10% である[5]．非高血圧脳出血には，若年者に多い毛細血管がない脳動静脈奇形（arteriovenous malformation, AVM）によるもの，脳腫瘍からの出血，抗血栓薬の影響によるものなどがある．

c. クモ膜下出血（SAH）

クモ膜と軟膜の隙間のクモ膜下腔は脳脊髄液で満たされ，動脈や静脈が存在する（〈e〉1.1.4）．クモ膜下腔で出血した状態が SAH であるが，総死亡率は 53% と高い報告もある[6]．出血の原因は脳動脈瘤の破裂が多い[4]．動脈瘤の頻発部位は，ウイリス動脈輪（〈e〉1.1.5）の前交通動脈（Acom）で，内頸動脈と後大脳動脈の分岐部がこれに次ぐ[3]．前交通動脈瘤の破裂の場合，前脳基底部の損傷を含み重篤な記憶障害を示すことが多い．

1.3.2 外傷性脳損傷（TBI）

わが国の外傷性脳損傷の報告[7]では，交通事故が 61% ともっとも多く，男女比は 4:1 で男性が多く，年齢は 20 代と 60 代が多い．

a. 外傷性脳損傷の発生機序[2]

頭蓋骨変形による損傷と加速度による損傷の 2 つがある．頭蓋骨変形による損傷では，頭蓋骨の陥没が小さくても，直下に起きる陽圧と，変形が回復する際の陰圧により，脳損傷が起きる．加速度による損傷では，部位によってかかる力の大きさや方向が異なるために脳の変形が起きやすい．さまざまな方向からの外力に対して形状を保とうとする応力が生じ回転加速度となる．その結果，広範囲で剪断力損傷，神経線維の剪断が生じる．これが，びまん性軸索損傷（diffuse axonal injury, DAI）の原因とされている．

b. 外傷性脳損傷の病態による分類

ジェナレリ（Gennarelli, T. A.）ら[8]による脳挫傷の分類は以下の 3 つである．

①頭蓋骨損傷（skull injury）：頭蓋骨骨折と陥没骨折である．

②局所損傷（focal injury）：頭蓋内血腫（硬膜外血腫，硬膜下血腫，脳内血腫など）と局所性脳挫傷である．

③びまん性脳損傷（diffuse brain injury, DBI）：computerized tomography（CT）上は小さな脳内出血にもかかわらず昏睡状態が続いている外傷性脳損傷を DBI とし，さらに意識消失時間 6 時間以内は脳震盪，6 時間を超えた場合は

びまん性軸索損傷（DAI）と下位分類した[8]．

またマーシャル（Marshall, L.F.）ら[9]は，CT 上 25 mL 以上の血腫を示すものを mass lesion，25 mL 以下のものを diffuse injury に大別している．

DBI 重症度は意識消失時間と外傷後健忘の期間（post-traumatic amnesia, PTA）で分類される（〈e〉1.3.1）[2, 10]．神経線維の断裂により認知障害が残存する例が多く，拡散テンソル画像（diffusion tensor imaging, DTI）による神経線維の描出は重要である．

1.3.3　脳腫瘍（brain tumor）[2]

脳腫瘍は，頭蓋骨の内側に生じる原発性脳腫瘍と身体他部位からの転移性脳腫瘍に分けられる．さらに，脳実質内の固有細胞（神経細胞とグリア細胞）より発生する脳実質内腫瘍と，脳実質外組織の腫瘍（髄膜腫・下垂体腺腫・末梢神経由来の神経鞘腫）に分かれる．実質内腫瘍のうち，原発性の脳腫瘍で，神経細胞由来の腫瘍はごくまれで，神経膠細胞（グリア細胞）由来の腫瘍がほとんどである．このグリア細胞由来の腫瘍を総称して神経膠腫（glioma）という．

脳腫瘍はグレードⅠ〜Ⅳに分類できる．良性のグレードⅠは脳実質外腫瘍である髄膜種・下垂体腺腫・神経鞘腫などである．神経膠腫はグレードⅡ以上の悪性が多いが，グレードⅡのびまん性星細胞腫からグレードⅣの神経膠芽腫まで悪性度が分類される．米国の脳腫瘍の全例登録データでは 1970 年代，悪性の神経膠腫が約 1/3 を占めていたが，近年は良性の髄膜種の頻度がもっとも高く，発生率も増加傾向である．髄膜腫の男女比は 1：2.6 と女性が多い．

治療は，外科手術，放射線治療や薬物療法（化学療法）などを組み合わせておこなう．脳機能をできるだけ温存し，できるだけ腫瘍を取り除くため，脳機能をマッピングしながら覚醒下開頭手術をおこなう施設が増えている．

1.3.4　神経変性疾患

神経変性疾患は，元来原因不明の進行性神経細胞変性・脱落によりさまざまな神経・精神症状を呈する疾患群と定義されていたが，近年その原因遺伝子が明らかになってきている[11]．

a.　アルツハイマー病（AD）[12, 13]

脳萎縮，アミロイド主体の老人斑，タウ主体の神経原線維変化は AD の病理

診断の証明となる．典型的症状は健忘型だが，視空間型やロゴペニック（logopenic：言語減少）失語型も存在する．アポリポ蛋白 E タイプの対立遺伝子 ε4（apolipoprotein E type 4 allele, APOE-ε4）は家族性 AD 症例で高く[14]，アポリポ蛋白は脂質代謝に関与，APOE-ε4 キャリアは肥満や中性脂肪高値を呈しやすい[15]と報告されている．

b.　前頭側頭葉変性症（frontotemporal lobar degeneration, FTLD）[12, 13]

行動障害型と言語障害型があるが，両方の症状を示す症例は多い．行動障害型は学習と記憶は比較的保たれているが，アパシー，徘徊，社会的不適切行動（隣家の植木を取る，ためこみ症など）などを示す．言語障害型（2.5 節参照）は，原発性進行性失語の症状を示し，意味型，非流暢/失文法型などの下位分類がある．

c.　パーキンソン病（Parkinson's disease, PD）[2]

安静時振戦，筋強剛，寡動・無動，姿勢反射障害の症候を備えたものをパーキンソニズムと呼ぶ．PD はパーキンソニズムを呈し，病理学的に黒質緻密層のドパミン神経細胞の変性を主体とする進行性の疾患である．PD は運動障害疾患であり認知機能障害は明らかではないと考えられたが，初期よりコリン系，ノルアドレナリン系などの障害を認めることが明らかにされ，遂行機能障害，記憶障害，注意障害などが高率にみられる[12, 16]．

d.　レビー小体型認知症（dementia with lewy bodies, DLB）[12, 13]

認知の変動・詳細で鮮やかな幻視・パーキンソニズムなどを特徴とする．認知機能の低下はパーキンソニズムより先に 1 年前から現れる．神経細胞の脱落とレビー小体の出現が特徴で AD に次いで多い．後頭葉に広範な血流低下がみられる．

1.3.5　てんかん（epilepsy）[2]

てんかん発作は「脳における過剰または同期性の異常なニューロンの活動によって一過性に起こる徴候または症状」である[17]．生後 1 年未満の発症が圧倒的で 10 歳までにほぼ発症する．20 歳以上では脳外傷，脳腫瘍，脳炎などの器質的病変，65 歳以上は脳血管障害や神経変性疾患などが主な原因となる[2]．発作型[18]は，①片側半球の神経回路に存在する焦点起始発作，②両側半球の神経回路に存在する全般起始発作，③起始不明に分類される．またてんかん症候群では，発作型・脳波所見・脳画像所見に共通の症状を示す（点頭てんかんなど）．てんかんの病因は，①構造的（脳卒中・外傷・大脳皮質形成異常など），②素因的（遺伝子異常），

③感染性（脳炎），④代謝性，⑤免疫性（自己免疫性脳炎など）などに分類される．焦点（部分）起始発作でみられる症状は多彩で，認知発作（失語・失行・無視など），情動発作（恐怖・歓喜・泣きなど），自律神経発作（心停止・徐脈など），自動症発作（攻撃・頭部前屈など），運動発作（麻痺など），感覚発作（幻覚・感覚異常など）などがある．

1.3.6　脳炎（encephalitis）[19]

　神経感染症には，髄膜炎・脳炎・脊髄炎などがある．脳炎は脳実質の炎症で，急性と亜急性〜慢性がある．急性脳炎には，流行性と散発性がある．流行性は，東アジアで手足口病流行に伴う脳炎の発生のほか，ダニや蚊を媒介としたウイルス感染（日本脳炎など）もある．散発性では，単純ヘルペスウイルス脳炎の頻度がもっとも高く約20％，そのほか，麻疹・風疹・インフルエンザによる脳炎がある．急性脳炎は，限局性脳炎型，全脳炎型，多巣性脳炎型に分類できる．限局性脳炎型では単純ヘルペスウイルス脳炎による辺縁系脳炎が多く，側頭葉・辺縁系を障害し，記憶障害・性格変化・幻視や幻聴・症候性てんかんなどの後遺症をきたす[20]．亜急性〜慢性脳炎には，神経梅毒・プリオン病などがある．

〔安﨑文子〕

文　献

1)高次脳機能障害全国実態調査委員会（2016）．高次脳機能研究，36, 24-34.
2)太田富雄（2016）．脳神経外科学改訂12版　金芳堂.
3)厚東篤生・他（2009）．脳卒中ビジュアルテキスト第3版　医学書院.
4)日本脳卒中学会脳卒中ガイドライン［追補2019］委員会（2019）．
　“血栓溶解療法”脳卒中治療ガイドライン（2015）改訂部分　21-24.
5)小林祥泰・大櫛陽一（2009）．脳卒中データバンク　中山書店.
6)Tolias, C.M. & Choksey, M.S. (1996). *Stroke*, 27, 807-812.
7)頭部外傷データバンク検討委員会報告書（2002）．神経外傷，25, 117-133.
8)Gennarelli, T.A. (1984). *Emergency Medicine Clinics of North America*, 2, 749-760.
9)Marshall, L. F., et al. (1991). *Journal of Neurosurgery*, 75, S14-S20.
10) Vos, P.E., et al. (2002). *European Journal of Neurology*, 9, 207-219.
11) 永井義隆（2012）．臨床神経学雑誌，52, 874-876.
12) American Psychiatric Association (2014). DSM-5 精神疾患の診断・統計マニュアル．日本精神神経学会（日本語版用語監修），高橋三郎／大野　裕（監訳）医学書院.
13) 日本神経学会「認知症疾患診療ガイドライン」作成委員会（2017）．認知症疾患診療ガイド

ライン 2017　医学書院.

14) Corder, E.H., et al. (1993). *Science*, **261**, 921-923.

15) 武田雅俊・他（2011）. 精神神経学雑誌, **113**, 773-781.

16) 立花久大（2013）. 精神神経学雑誌, **115**, 1142-1149.

17) Fisher, R.S., et al. (2005). *Epilepsia*, **46**, 470-472.

18) Fisher, R.S., et al. (2017). *Epilepsia*, **58**, 522-530.

19) 亀井　聡（2017）. 神経感染症の分類, 神経感染症（神経内科 Clinical Questions & Pearls）中外医学社, 2-6.

20) 日本神経感染症学会, 日本神経学会, 日本神経治療学会（監）（2017）単純ヘルペス脳炎診療ガイドライン 2017　南江堂.

┃ コラム 1.1 ┃ 気質の神経化学的システム：FET モデル

　　もっとも一貫性のある，神経化学的要因による行動の個人差は，われわれ一人一人が直接的にコントロールできるものではない．健康な人では，このような行動パターンの個人差は気質と呼ばれ，神経伝達物質，神経ペプチド，ホルモン，オピオイド，特定のトランスポーターなどによる神経化学システムによってコントロールされている[1]．

　　気質は，ヒポクラテス（Hippocrates）とガレンによって提案された temperamentum（＝調節性体液の「混合物」）という原概念と同等の神経化学的な基盤における個人差であり，パーソナリティの概念とは異なる．パーソナリティの概念は生物学的なすべての違いをとらえているわけではなく[2,3]，生物学的な個人差と社会文化的要因を統合したものである．ここで論じる 12 の気質の特性は動物や幼い乳幼児（つまり pre-cultural の個体）にもみられるのに対し，パーソナリティとして示されるいくつかの特徴（性同一性，国民性，態度，信念，価値観）は動物にはみられない[2-4]．すなわち，気質とは行動の形式的な力学的特徴，すなわち耐性，柔軟性，志向性，感情的な反応性などを指し，個体はさまざまな状況下で一貫してこれらの特徴を示す．一方，パーソナリティは，状況によって異なる一貫性のない内容，すなわち価値観，動機，信念など，行動の内容的特徴を含んでいる．なお，気質特性に示される行動のパターンが個人の機能を損なう極端な状態になると，精神病理学の症状につながる[5-7]．

　　行動パターンは，膨大な数の無関係な行動の選択肢を抑制し，もっとも関連性の高い少数の行動要素のみを一連の行動に呼び出す多段階のプロセ

スによって導かれる[6,8]. 各プロセスでは異なる脳構造と神経化学システムが関与している. そして, 行動における行為の選択を容易にするために, グルタミン酸 (Glu), GABA, 神経ペプチド (NP) (ホルモンを含む), アデノシンなどのいくつかの神経伝達物質 (NT) と, セロトニン (5-HT), ノルアドレナリン (NE), ドパミン (DA), ヒスタミンを含むモノアミン (MA) やアセチルコリン (ACh) などの神経修飾物質と呼ばれる特別な NT が貢献している[1,9]. NT はほとんどが局所的に作用し, シナプス伝達をしないものも含まれるが, その中でも神経修飾物質はより広範囲に作用し, 脳のさまざまな領域に到達する. このことから, われわれは 5-HT, ACh, NE, DA の 4 つを, 行動の制御を主導する主要な NT として特定した. これらの神経修飾物質は, 順に 3 つのオピオイド受容体系 (OR), μ (MOR), κ (KOR), δ (DOR) によって調節されている[10,11].

行動を構成し, 調整するプロセスは, おおまかには以下のような 6 つの行動の側面の選択や段階で示すことができ, それぞれ別の神経化学ネットワークによって制御されている. そして, これらのすべてが行動パターンにつながる行為の最終的な行為の選択と順序づけをサポートしている[2,6,8,12].

1) 身体欲求と能力の更新

このプロセスは 5-HT, 微生物叢[*1] および視床下部 NP によって制御される[1,13,14]. 縫線核の 5-HT ニューロンは, ほぼすべての脳構造に投影され, NT の核と, 4 つの神経修飾物質すべてが集まる視床下部 (HT), 扁桃体 (AM), 海馬 (HC) および大脳皮質からの入力を受ける.

2) 文脈に合わせた行動調整

この側面は, 海馬 (記憶, すなわち過去の経験に結びついている) における Glu と GABA の活性を利用した ACh, 皮質構造 (現在の状況を処理し, 将来の結果の予測を立てる), および, より正確な行動の構成 (DA システムと協力して) を調節する線条体の介在ニューロンによって制御される[1,15,16].

3) 行動の選択肢の拡大

この側面には, 視床下部 – 下垂体 – 副腎系 (hypothalamo-pituitary-adrenal axis, HPA) と関連するストレスホルモンと, NE 関連システムが関与する. 脳の NE 系の機能性は, 行動の変化に向けてすべての器官を準備する NE 系交感神経自律系の機能性と一致している. NE 系青斑核 (LC) からの突起は, 複数の脳領域, とくに大脳皮質に投射し, 知覚情報

や方向性の処理に結びついた脳領域（扁桃体，視床，聴覚，連合皮質）からの入力を受ける[1, 15, 17-19]．

4) 行動のおおまかな方向づけに影響する情動的傾向

これは気分および行動の傾向として知られ，OR によって制御される[10, 11]．内因性の OR は多くの NT の伝達を調節している．それらは4つのグループに分類され，そのうちエンドルフィンを結合し気分の良し悪しを誘導する MOR，ダイノルフィンに反応し，覚醒や興奮を誘導する KOR，およびエンケファリンを結合する DOR の3つがここではもっとも関連性が高い[10, 11, 14, 20, 21]．

5) より詳細な行為プログラムの統合

行動の柔軟性と行為のタイムリーな統合を必要とする運動には線条体 DA システムが関与する[6, 12, 22-24]．行動の柔軟性は，行動のスクリプトの同時活性化と抑制，行為の新しいプログラムの統合とその順序づけを含む．

6) 有益な行動の保存

これは，主に長期的な増強または抑圧（LTP/D）を提供する Glu-GABA ベースのシナプスの作製によって制御されている．GABA は，抑制性 NT としてはたらき，Glu の放出を抑制する．大脳基底核の DA-ACh モジュレーターと小脳の ACh-GABA は，運動技能や習慣の貯蔵を促進し，海馬と小脳の ACh-5-HT ネットワークは，エピソード性（認知）の記憶を貯蔵するほか，これらすべては行動の迅速な統合を支援する[6, 23-25]．

われわれの神経化学モデル Functional Ensemble of Temperament（FET）では，行動の方向性と行動の選択肢の拡大は，ほかの NT やホルモン系のはたらきとともに，NE 関連システムによって導かれることを提案した．また，行動要素の選択，優先順位づけ，統合のスピードは，ドパミン作動性-GABA 系によって，行動の活性化の持続は ACh，5-HT，NP 系に導かれていると考えている（〈e〉コラム 1.1.1）．

FET は，NT と NP 系の機能を3×4マトリックスに付置している[2, 6, 8, 12]．FET の12の構成要素には，耐性，方向性，統合のスピードを調節する9つの気質特性（FET モデルの3列，〈e〉コラム 1.1.1）が含まれており，行為の身体的，社会的，精神的側面（〈e〉コラム 1.1.1 の3行）に分けられている．この3行への分割は，活動特異的アプローチとして知られている[26-28]．神経症傾向，衝動性，満足感の特性は，FET の列で説明されている3つの重要な調節的側面を増幅する情動的傾向として考えられている．満足感にはエンドルフィンが，感受性の方向（神経症傾向）

には KOR-NE が，統合速度（すなわち衝動性）には DOR-DA が関与する[6,8]．

　FET モデルは，いかなる神経伝達物質と気質特性との間にも一対一の対応関係はないことを示唆している．その代わり，FET の各構成要素は，クォークによる素粒子の構成に似た，特定の NT 系のセット間（すなわちチーム）の相互作用に関連している．しかし，各チームは，〈e〉コラム1.1.1 のヘッダー行で強調表示されている，それらが関与する共通の機能的側面と共通の神経伝達物質の「リーダー」によってグループ化することができる．

　この FET 構造は，2007 年に発表され，複数の言語で検証された Structure of Temperament Questionnaire の簡易版（STQ-77）に反映されている．STQ-77 は 22 の言語に翻訳され，5 つの年齢グループ（1 ～ 2 歳, 3 ～ 7 歳, 8 ～ 11 歳, 12 ～ 16 歳の子供，および 17 歳以上の成人）に適応された．また，FET の枠組みは，精神障害の分類に使用することも提案され，その妥当性は，大うつ病[20,29]，全般性不安障害[20,28]，およびほかのいくつかのタイプの精神病理学の診断で検証されている[7,20]．
[なお原文を 〈e〉コラム1.1.2 に掲載している．主要な単語については日本語訳も付しているので合わせて参照していただきたい]

〔Irina Nicolaevna Trofimova（訳：橋本優花里）〕

＊1：微生物叢：人間の腸内に生息する微生物の集まり，または集合体．ヒトや動物の腸内細菌叢などをさす．ここでは，腸内の細菌がセロトニンやドパミンの産生に関与していることを意味する
＊2：コラム1.1 の文献はデジタル付録 〈e〉コラム 1.1.3 の文献を参照．

2章
脳の損傷に伴う高次脳機能障害

2.1 視覚の問題～見て，理解する脳～

　ものを見て，それが何であるかを理解すること，すなわち，視覚対象認知（visual object recognition）は，私たちが自身をとりまく外界を理解するうえで欠かせない基本的な心のはたらきである．一方，脳損傷の結果，普段はあまり意識することがなく，瞬時に成立するこの視覚対象認知がさまざまなレベルで障害され，患者の視覚世界が一変してしまうことがある．脳損傷者が示す多彩な視覚対象認知の障害は，「見て，理解すること」を支える脳の神経過程について考えるうえで，重要な手掛かりを与えてくれる．

2.1.1 視 覚 失 認
　眼から入力された光刺激は，網膜で神経信号に変換され，視神経を通じて脳の一次視覚野に伝達される．この視覚伝導路が損傷されると，損傷部位と対応して視野の一部あるいは全体が損なわれる（デジタル付録〈e〉2.1.1）．一般に，視野が欠けると，患者は視野の欠損部に呈示された視覚刺激に気づかず，それが何であるかも理解できない．他方，このような視野障害を直接的な原因とせず，また，視力が保たれていても，患者によっては視覚対象認知が障害されることがある．視覚失認（visual agnosia）は，脳損傷に伴う視覚対象認知の選択的障害で，視野障害や視力障害といった感覚障害のほか，認知症のような全般的認知機能の低下，意識障害（意識混濁），失語などの脳機能障害と独立に生じる．さらに，視覚失認は，視覚モダリティに特異的に対象認知障害が出現する点に特徴がある．視覚失認患者は，視覚的に呈示された対象を適切に認知できないが，聴覚や触覚といった別のモダリティを介すると，容易にそれを認知できる．

（a）模写課題　　　　　　　　　　　　　　（b）形態弁別課題

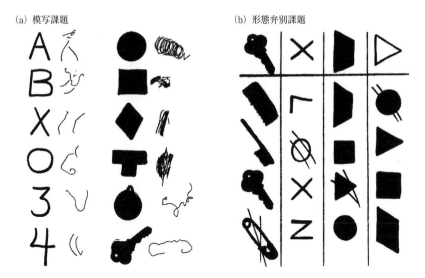

図 2.1.1　統覚型視覚失認患者の模写課題（a）と形態弁別課題（b）の結果 [2]
患者は単純な図形や文字に対しても，それを模写したり，弁別するのが難しかった．

a.　視覚失認の古典的分類

　リサウアー（Lissauer, V.）は，視覚失認を，機序の違いから，対象の形の知覚（形態知覚）が障害される統覚型視覚失認（apperceptive visual agnosia）と，形態知覚は成立するが，それと脳内に貯蔵された対象に関する知識とを結びつけることが困難な連合型視覚失認（associative visual agnosia）の2つに大別した [1]．統覚型視覚失認の典型例として，ベンソン（Benson, D. F.）らの一酸化炭素中毒に伴う脳損傷例があげられる [2]．この患者は，視野がほぼ健常で，明るさの弁別や色覚，運動，方位の知覚も残存していた．しかし，形態知覚が重度に障害されており，単純な図形や文字でも，それを模写したり，弁別するのが難しかった（図2.1.1）．これに対し，連合型視覚失認では，形態知覚が保たれるため，対象の模写や弁別が良好である．ただ，知覚された形のイメージ（形態表象）を知識と連合させることができないので，自分が模写した対象であっても，それが何であるのかわからない（図 2.1.2）[3]．

　形態知覚障害の有無により視覚失認を二分するリサウアーの分類はきわめて明解で，彼の論文発表から100年以上が経った現在においても広く適用されている．しかし，あまりに単純すぎて，こうした類型に落とし込むことによって，患者が

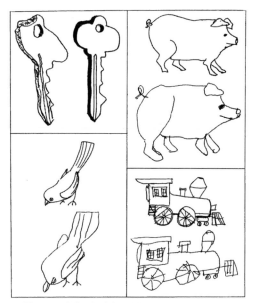

図 2.1.2 連合型視覚失認患者が描いた対象の模写[3]

患者は対象の模写が可能であったが，それが何かがわからなかった．自身で模写した絵を尋ねられても，たとえば，「豚」に対して「犬かほかの動物」，「鳥」に対して「切り株」と命名に失敗した．

示す多種多様な視覚失認症状がかえって見えづらくなったり，患者の症状と健常な視覚対象認知過程との対応関係がわかりにくくなったりするという批判がある[4]．

b. 視覚失認の細分化

ハンフリーズ（Humphreys, G. W.）らは，視覚失認患者が示す症状の違いや，視覚対象認知に関する理論的枠組みをもとに，視覚失認を 6 つのタイプに細分化した[4,5]．表 2.1.1 に示したように，個々の視覚失認のタイプが視覚対象認知の異なる過程の障害と関係し，それをもたらす責任病巣も違っている（〈e〉2.1.2 〜 2.1.5）．このうち，形態型失認，統合型失認，変換型失認は，形態知覚の障害を原因として生じる．ただ，障害される視覚過程がタイプによって異なっており，形態型失認では，形態の基本的特徴（輪郭線，大きさなど）や個々の要素を処理する過程，統合型失認では，形態を構成する要素を統合し，全体的形態を処理する過程，変換型失認では，観察者中心の低次の形態表象から，視点に依存しない抽象的な形態表象へと変換する過程の障害とのかかわりがそれぞれ仮定されてい

表 2.1.1　ハンフリーズらによる視覚失認の分類（文献 4, 5 をもとに作成）

失認のタイプ	障害される視覚過程と症状	主な責任病巣
形態型失認	形態の基本的特徴（輪郭線，大きさなど）や個々の要素を処理する過程が障害される．単純な形態の弁別や模写が困難．	一酸化炭素中毒による散在性の広範な損傷
統合型失認	形態を構成する要素を統合し，全体の形態を処理する過程が障害される．対象の部分は知覚できるが，その全体的知覚が困難．視覚的統合の負荷が増した複雑な刺激事態で，特に対象認知が難しくなる（デジタル付録〈e〉2.1.2）	両側後頭葉損傷
変換型失認	観察者中心の低次の形態表象から，視点に依存しない抽象的な形態表象へと変換する過程が障害される．典型的な見えとは異なる視点で対象を認知することが困難．知覚的範疇化課題（〈e〉2.1.3）の遂行が障害される．	右半球頭頂葉の損傷
形態アクセス型失認	形態表象と対象の構造的知識との照合過程が障害される．呈示された対象が実在するか否かを判断する対象判断課題（〈e〉2.1.4）の遂行が障害される．対象の構造的知識そのものが失われている場合と[注]，知識は保たれるが，それへのアクセスが障害される場合が想定される．	両側側頭葉前方領域の損傷
意味アクセス型失認	形態表象と対象の意味的知識との照合過程が障害される．視覚呈示された対象の意味の理解や機能的分類（〈e〉2.1.5）が困難であるが，対象の構造的知識や意味的知識は保存されるので，対象判断課題を遂行したり，対象の名前が与えられると，その意味や機能を理解したりすることが可能．	左半球側頭・頭頂葉の損傷
意味型失認	対象の意味的知識そのものが失われるため，形態表象と意味的知識との照合が障害される[注]．対象の意味の理解や機能的分類が困難．	両側側頭葉損傷

注：対象に関する知識そのものが崩壊している症例では，視覚だけでなく触覚や聴覚といったほかのモダリティを介した場合も対象認知障害が出現すると考えられる．視覚失認は，視覚に特異的に生じる対象認知障害であるので，この意味においては，これらのタイプは視覚失認の定義から外れるともいえる．

る．なお，形態型失認に該当する患者のなかには，呈示された対象の形態知覚が困難であっても，これを掴もうとするときに，対象の形や大きさに合わせて適切に手首を回転したり，指の位置を調節できる者がいる[6]．このことは，対象の形態情報を知覚のために利用する場合と，視運動性の行為のために利用する場合とで，脳の異なる神経過程が関与していることを示唆している．前者（視知覚）にかかわる神経過程は腹側視覚経路，後者（視運動）にかかわる神経過程は背側視

覚経路と呼ばれる（〈e〉2.1.6）．

　次に，形態アクセス型失認，意味アクセス型失認，意味型失認は，形態表象と脳内に貯蔵された知識との結びつけが障害される．ハンフリーズらは，形態表象と照合される知識を，対象の形態的特徴に関する構造的知識と，対象の意味や概念に関する意味的知識の2つに細分化し，これらの知識との連合障害がおのおの独立に生じうると考えた．この根拠となったのが，形態表象と対象の構造的知識との照合は可能であるのに，意味的知識との照合が選択的に障害された自験例J.Bの存在であった[7]．J.Bは，たとえば，フォークが一般にどんな形をしているのかを知っていて，フォークの概念も理解していた．さらに，目前にあるフォークが馴染みのある形をしていることも判断できたが，視覚を介しては，それがどのような意味をもつのかわからなかった．

2.1.2　カテゴリー特異的視覚失認

　視覚失認患者のなかには，顔や風景といった特定のカテゴリーに含まれる対象に限定した視覚対象認知障害をあらわす者がいる．

a. 相　貌　失　認

　相貌失認（prosopagnosia）は，顔に限定して生じる視覚対象認知障害である．相貌失認患者は，家族や友人など親しい人物であっても，顔を見ただけではそれが誰か理解できない．重篤な場合は，鏡に映った自分の顔ですらわからないことがある．顔以外の対象に対する認知は基本的に保たれ，髪形や眼鏡といった顔以外の手掛かりを利用して人物を同定することができる．声による人物同定も可能である．

　議論はあるものの[8]，一般に，相貌失認は，私たちの脳内に顔の認知に特化した神経過程が存在することを示唆する神経心理学的証拠としてとらえられている．顔の認知が顔以外の対象とは独立に脳内で処理されている可能性については，顔以外の対象の認知は重度に障害されるのに，顔の認知がまったく損なわれない視覚失認例の存在や[9]，ヒトの脳と高い類似性をもつサルの脳に，顔に対して選択的に反応する顔細胞が存在することからも示唆されている[10]．相貌失認は両側病変および一側病変で生じ，一側病変では右半球損傷の場合が多い[11]．責任病巣としては，紡錘状回および下後頭回を中心とする側頭後頭領域の損傷と，側頭葉の前方領域の損傷が重視されており，とくに，側頭後頭領域の病巣は，顔の形態

知覚の障害と関係していると考えられている[12].

b. 街 並 失 認

　環境内の建物や風景に対する視覚対象認知の選択的障害を街並失認（landmark agnosia）と呼ぶ．街並失認患者は，目的地に向けて経路を選択する際に，現在地の風景や，目的地または目印となる建物を認識できないため道に迷う．自宅の寝室やトイレなど，非常に熟知した場所でもそれと理解できないケースがある[13].　他方，日常物品や幾何学図形など，ひと目で全体像が把握できる小規模な視覚対象については認知が保たれる．環境内にある電話や装飾品，表札といった個々の視覚対象の認知も可能であるので，これらの部分手掛かりを目印としながら目的地までの道順を覚えたり，目的地を同定したりする補償方略がとられることがある[14].　街並失認の責任病巣は，相貌失認と隣接しており，海馬傍回の後方と舌状回および紡錘状回の前方領域の損傷とのかかわりが指摘されている[15]（〈e〉2.1.7）.

〔柴崎光世〕

文　献

1) Lissauer, V. (1890). *Archiv für Psychiatrie*, **21**, 222-270. (Edited and reprinted in translation by Jackson, M. (1988). Lissauer on agnosia. *Cognitive Neuropsychology*, **5**, 155-192)
2) Benson, D. F. & Greenberg, J. P. (1969). *Archives of Neurology*, **20**, 82-89.
3) Rubens, A. B. & Benson, D. F. (1971). *Archives of Neurology*, **24**, 305-316.
4) Humphreys, G. W. & Riddoch, M. J. (2017). The fractionation of visual agnosia. In G. W. Humphreys & M. J. Riddoch (Eds.), *Visual object processing: A cognitive neuropsychological approach*. Routledge. pp.281-306.
5) Humphreys, G. W. & Riddoch, M. J. (1987). *To see but not to see~A case study of visual agnosia*. Lawrence Erlbaum Associates.
6) Milner, A. D., & Goodale, M. A. (2006). The visual brain in action. 2nd ed. Oxford University Press.
7) Riddoch, M. J. & Humphreys, G. W. (1987). *Cognitive Neuropsychology*, **4**, 131-185.
8) 柴崎光世（2011）．脳損傷例を通して心を支える脳のはたらきを知る　鳥居修晃・他（編）心の形の探求　異型を通して普遍を知る　東京出版 pp.31-48.
9) Moscovitch, M., et al. (1997). *Journal of Cognitive Neuroscience*, **9**, 555-604.
10) Desimone, R., et al. (1984). *Journal of Neuroscience*, **4**, 2051-2062.
11) Corrow, S., et al. (2016). *Eye and Brain*, **8**, 165-175.
12) Barton, J. J. S. (2008). *Journal of Neuropsychology*, **2**, 197-225.
13) Pallis, C. A. (1955). *Journal of Neurology, Neurosurgery and Psychiatry*, **18**, 218-224.

14) 柴崎光世・他（2004）．高次脳機能研究，**24**, 262-271.
15) Takahashi, N., et al. (1997). *Neurology*, **49**, 464-469.

2.2　注意の問題〜気づく脳〜

　私たちは日常のなかでいろいろなことに「気づく」．並んでいる列が前に進んだこと，残暑の帰り道，秋の訪れを知らせる虫の声，ときには，並行して進行している複数の事象，たとえば，イヤホンから流れてくる音楽と，刻々と変わる車窓の風景の2つに同時に意識を向け，それらに気づくこともできる．これらの例にある3つの「気づく」には，それぞれ質の異なる注意のはたらきが反映されている．

　持続的注意（sustained attention）は，反応に備えて注意を一定レベルに保つ注意のはたらきで，並んでいる列が進んだときにはっと気づくことと関係している．また，選択的注意（selective attention）は，特定の対象に注意を向け，それに対する処理を促進させる注意のはたらきである．蝉しぐれのなか，かすかに聴こえる秋の虫の音に気づき，それに耳を澄ますときに利用される．最後にあげた，複数の対象に同時的に注意を配分する注意のはたらきは，分割的注意（divided attention）と呼ばれる．私たちは，これにより，並行する複数の課題を同時に遂行することができるが，注意の容量は有限であるので，1つの対象にたくさんの注意を配分してしまうと，残りの対象に対する注意の配分量が不足し，複数の課題を一度にこなせなくなる．

　これらの注意は，私たちの反応性の向上や情報処理の効率化に寄与するだけでなく，記憶や思考といったほかの認知機能の促進や制御にもかかわる．そのため，注意に何らかの障害が生じると，私たちの認知活動は広く阻害され，日常生活や社会生活のさまざまな側面に悪影響がもたらされる．

2.2.1　注意の神経ネットワーク

　ピーターセン（Petersen, S. E.）らは，機能画像研究やサルを対象とした神経生理学的研究，また，薬理学的研究などから得られた膨大な知見をもとに，注意

の神経基盤に関する理論的枠組みを提唱した[1]．これによると，私たちの脳内には，相互に連絡をもつ３つの注意ネットワークが存在する（〈e〉2.2.1）．

　警告（alerting）ネットワークは，持続的注意の基盤となる神経過程で，覚醒状態の維持と反応準備を担う．脳全体の活性化を促す脳幹網様体活性化システムのほか，前頭・頭頂皮質から構成され，とくに，右半球とのかかわりが深い．次に，方向づけ（orienting）ネットワークは，選択的注意と関係し，特定の感覚情報や位置の選択を担う．刺激駆動型のボトムアップな情報選択にかかわる右半球優位の腹側注意システム（側頭・頭頂接合部，腹側前頭皮質）と，意図や目的に沿ったトップダウンな情報選択にかかわる背側注意システム（前頭眼野，頭頂間溝，上頭頂葉）の２つの下位システムがこれに含まれる．最後に，実行的（executive）ネットワークは，注意の制御を担う神経過程で，有限な注意資源の配分にも関係する．目標や課題の検出にかかわる前頭・頭頂制御システムと，課題の維持にかかわる帯状回・弁蓋システムの２つの下位システムに分かれる．

2.2.2　汎性注意障害

　注意の３つのはたらきは，いずれも脳損傷によって障害される．脳損傷後に生じる注意障害のうち，注意による空間選択の障害を除く，持続的注意，選択的注意，分割的注意の障害は，汎性注意障害と総称される．前項のピーターセンらの注意理論では，３つの注意ネットワークのすべてに前頭葉と頭頂葉が関与していたことに気づいた読者もいたであろう．他方，汎性注意障害の研究領域では，これらの２つの脳領域のうち，障害される注意過程にかかわらず，前頭葉とのかかわりが重視されている．たとえば，ゴドフロイ（Godefroy, O.）らは，前頭葉損傷群，中心溝より後方に損傷がある後方損傷群，健常群の３群の比較において，前頭葉損傷群が単純な標的検出課題で持続的注意の障害を反映する全般的な反応遅延を示し，さらに，標的刺激に対して選択的に反応する Go/NoGo 課題や，視覚刺激と聴覚刺激の両方に注意を配分することが求められる実験事態で認知成績が低下することを明らかにした[2]．

　持続的注意障害と選択的注意障害に関しては，その発現機序について詳細な検討が進められている．シャリス（Shallice, T.）らは，前頭葉損傷患者のなかに，不定期に出現する刺激への反応が求められる持続的注意課題（ヴィジランス課題）で，すべての条件で一貫して刺激の見落としが生じる者と，刺激の呈示間隔が長

い条件では適切に反応できるのに，呈示間隔が短くなるとそれについていけなくなる者の２種類が存在することを見出した[3]．彼らは，患者が示す障害パターンのこのような違いは，持続的注意の異なる過程の障害を反映していると考え，前者を注意の活性化過程の障害，後者を刺激へのモニタリング過程の障害と関連づけた．シャリスらによれば，注意の活性化の障害は右半球の上内側前頭前野，刺激へのモニタリング障害は右半球の外側前頭前野の損傷によって引き起こされる．一方，選択的注意障害については，標的刺激に対して選択的に反応が求められる事態での患者の認知成績や脳波データの結果から，課題に無関連な刺激に対する注意の抑制の失敗や，注意を向けた刺激に対する処理の促進の低下が障害の発現に関与している可能性が示されている[4,5]．とくに，ビデ−コーレ（Bidet-Caulet, A.）らが報告した患者は，注意を向けた対象への処理の促進が特異的に障害されたのとは対照的に，注意の抑制過程がほぼ保たれた点が興味深い．このような障害パターンは，選択的注意に含まれるこれらの下位過程がそれぞれ独立に障害されうることを示唆している．責任病巣としては，注意の促進・抑制障害とも，持続的注意におけるモニタリング障害の場合と同様に，外側前頭前野が重視されている．

2.2.3 半側空間無視

脳損傷の結果，損傷された大脳半球の対側にある空間への気づきが低下することを半側空間無視（unilateral spatial neglect）という．無視患者は，損傷された大脳半球と対側にある対象に気づかなかったり，損傷半球と対側の空間に向けて行動しなかったりする．臨床場面では，視覚にあらわれる半側空間無視に遭遇することがもっとも多い（図 2.2.1）．しかし，これ以外にも，聴覚，体性感覚，運動といったほかのモダリティやイメージにおいて無視症状があらわれる（〈e〉2.2.2）．半側空間無視は，右半球損傷と左半球損傷のいずれによっても発現するものの，右半球損傷に由来する左半側空間無視が，左半球損傷に由来する右半側空間無視と比べて出現率が高く，重症化および持続しやすい[7]．半側空間無視はさまざまな病巣で生じるが，主な責任病巣としては，頭頂葉の下部（側頭頭頂接合部）が想定されている[8]．この部位は，ピーターセンらの腹側注意システムにも含まれる．

半側空間無視は，視野障害や聴力障害などの感覚障害や運動障害と独立に生じ

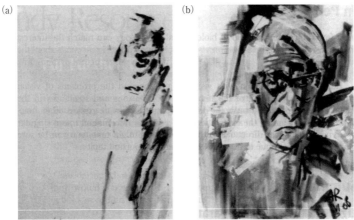

図 2.2.1　脳血管障害の後遺症として視覚における半側空間無視を発症した画家の自画像[6]
(a) は発症から2か月後に描かれた自画像. キャンバスの左半分が完全に無視されている. 発症から9か月後に描かれた (b) では, キャンバス全体に描画が認められるが, 右半分に比べると左半分に対する描画が弱い.

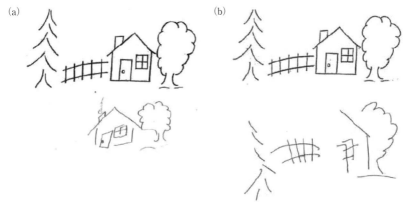

図 2.2.2　観察者中心無視患者 (a) と対象中心無視患者 (b) の模写課題の結果[10]
上：見本, 下：患者の模写.

ることから, 注意の障害, とくに, 選択的注意の一種で, 空間内の特定位置に注意を向け, そこにある対象への処理を促進させる空間的注意 (spatial attention) の障害とかかわっていると考えられている[8,9]. また, 無視症状を引き起こすさらに詳細な機序として, ポスナー (Posner, M. I.) らは, 右頭頂葉損傷患者が, 標的検出課題で, 損傷と同側の視野に手掛かり刺激が呈示された後に, 損傷と対側の視野に標的刺激が呈示されると, 反応が極端に遅延することを示したうえで,

半側空間無視では，損傷と同側に向けた空間的注意を解放することの難しさが症状の発現に関与していると主張した[9]．他方，ハイルマン（Heilman, K. M.）らは，空間的注意における右半球機能の優位性に着目した説明を試みている[8]．彼らは，サルを対象とした単一細胞実験や自らの脳波実験の結果をもとに，空間的注意に関して，右半球は左右の空間に注意を向けることができるのに対し，左半球は対側の右空間にしか注意を向けられない性質をもつと考えた．こうした前提に立つと，左半球の一側損傷では，右半球によって左右の空間への注意が確保されるので，半側空間無視は生じないか，生じたとしても軽度となる．これとは対照的に，右半球が損傷されると，左半球のみでは左空間に注意を向けられないので，左半側空間無視が出現すると予測される（⟨e⟩2.2.3）.

　半側空間無視は，患者が何を基準として空間を無視するのかといった観点から2つのタイプに分類される．観察者中心無視（viewer-centered neglect）は，患者の身体を基準としてその左側の空間を無視する．図2.2.2aの模写課題では，患者から見て右側にある対象については良好に模写されているが，患者から見て左側にある対象が完全に見落とされ，用紙の左側が空白のままとなっている．これに対し，対象中心無視（object-centered neglect）は，対象の中心軸を基軸としてその左側を無視する．図2.2.2bにおいて，対象中心無視患者は，観察者中心無視患者と違って，患者の身体より左側にある対象を含めて，見本に描かれているすべての対象の模写を試みている．しかし，どの対象についてもその左側がことごとく欠けている点が特徴的である．

　また，半側空間無視は，無視症状があらわれる空間の患者との相対距離の違いから，患者のリーチングの範囲内にある空間内で生じる無視（near neglect）と，それより離れた遠くの空間内で生じる無視（far neglect）の2つに分類される．前者では，食事や読書などの近くでおこなう活動の際に，左側が無視されるのに対し，後者では，遠くの風景を見た場合にその左側が無視される．半側空間無視におけるこれらの下位タイプの存在は，私たちが周囲の空間を理解する際に，視点の異なる複数の空間表象を脳内に構築していること，すなわち，自己を基準とした表象や対象を基準とした表象，あるいは，間近にある空間の表象や遠くにある空間の表象を目的に応じて構築し，それらを自在に使い分けていることを示唆している．さらに，観察者中心無視と対象中心無視，また，近くの空間の無視と遠くの空間の無視はそれぞれ二重乖離の関係にあり，おのおの独立に発現するこ

とから[11-13]，空間的注意の基盤となるこれらの空間表象が別個の神経過程を介して構築されている可能性がある.　　　　　　　　　　　　　　　　〔柴崎光世〕

文　献

1) Petersen, S. E. & Posner, M. I. (2012). *Annual Review of Neuroscience*, **35**, 73-89.
2) Godefroy, O., et al. (1996). *Brain*, **119**, 191-202.
3) Shallice, T., et al. (2008). *Cortex*, **44**, 794-805.
4) Bidet-Caulet, A., et al. (2015). *Cerebral Cortex*, **25**, 4126-4134.
5) Gehring, W. J. & Knight, R. T. (2002). *Cognitive Brain Research*, **13**, 267-279.
6) Garrett, B. (2009). *Brain & Behavior. An introduction to biological psychology*. 2nd ed. SAGE Publications.
7) Ringman, J. M., et al. (2004). *Neurology*, **63**, 468-474.
8) Heilman, K. M., et al. (2003). Neglect and related disorders. In K. M. Heilman & E. Valenstein (eds.), *Clinical Neuropsychology*. 4th ed. Oxford University Press. pp.296-346.
9) 養老猛司・他（訳）（1997）. 脳を観る―認知神経科学が明かす心の謎　日経サイエンス社（Posner, M. I. & Raichle, M. E. (1994). *Image of mind*. New York: Scientific American Library）
10) Medina, J. et al. (2008). *Journal of Cognitive Neuroscience*, **21**, 2073-2084.
11) Halligan, P. W. & Marshall, J. C. (1991). *Brain Injury*, **5**, 23-31.
12) Ota, H., et al. (2001). *Neurology*, **57**, 2064-2069.
13) Vuilleumier, P., et al. (1998). *Annals of Neurology*, **43**, 406-410.

2.3　記憶の問題〜覚える脳〜

　記憶障害は脳血管障害や脳外傷による高次脳機能障害の代表的な症状の1つであり，患者の日常生活に影響を及ぼす問題の中核となることが多い．本節では記憶の分類を説明した後，さまざまな記憶の障害を紹介する．

2.3.1　記　憶　の　分　類
　記憶とは，日常生活を円滑におくるうえで不可欠な高次脳機能の1つであり，新しい情報を覚え（記銘・符号化），覚えた情報を維持し（保持・貯蔵），必要に応じて覚えた情報を思い出す（想起・検索）という3つの過程を含む．人の記憶はさまざまな観点から分類することができるが，ここでは保持時間の長さによる

表 2.3.1 保持時間の長さによる分類

• 認知心理学・実験心理学の立場による分類

感覚記憶	外界から入力された情報を瞬間的に保持し、記憶として意識されない記憶 保持時間は聴覚情報（エコイックメモリ）で約5秒以内，視覚情報（アイコニックメモリ）で約1秒以内
短期記憶	感覚記憶の中で注意が向けられ記銘された記憶（〈e〉2.3.1） 保持時間は約15〜30秒程度
長期記憶	短期記憶の中で繰り返す（リハーサル）などの覚えておく努力がおこなわれ，安定化がはかられた記憶 保持時間は永久とされている

• 神経心理学の立場による分類

即時記憶	記銘した後すぐに想起する記憶．つねに意識に上っている
近時記憶	数分〜数か月の記憶．保持した情報は想起されるまで一旦意識から消える
遠隔記憶	年単位の記憶

表 2.3.2 記憶内容による分類

• 陳述記憶：覚えている内容をイメージや言葉として意図的に想起することができる記憶

エピソード記憶	個人が経験した出来事についての記憶
意味記憶	知識に相当する記憶

• 非陳述記憶：無意識に自動的に想起される非陳述記憶

手続き記憶	技術・技能についての記憶
プライミング	先行する経験が後続する出来事の認知を促進または抑制する現象
連合学習	唾液分泌など生理学的反応の古典的条件づけと、報酬や罰により強化されるオペラント条件づけ
非連合学習	慣れや感作など、生体の広範囲な学習機能

分類と記憶内容による分類を紹介する．

a. 保持時間の長さによる分類

　記憶は保持時間の長さによって，認知心理学や実験心理学の立場では感覚記憶，短期記憶，長期記憶の3つに分類され[1]，神経心理学の立場では即時記憶，近時記憶，遠隔記憶の3つに分類される[2]．各記憶の詳細は表2.3.1に示す．

　保持時間の分類とは異なるが，日常生活や複雑な認知活動の遂行中に必要な情

報を一時的に保持するための短期記憶を作動記憶（ワーキングメモリ）と呼ぶ[3].
一時的に情報を保持しつつ，処理を進める記憶である．私たちが会話中に相手の
意図を汲むことや，意見をまとめることができるのは，この作動記憶によるもの
である．

b.　記憶内容による分類

　記憶は内容によって陳述記憶と非陳述記憶に大別される．そして，陳述記憶は
エピソード記憶と意味記憶の2つに，非陳述記憶は手続き記憶，プライミング，
連合学習，非連合学習の4つに分けられる．各記憶の詳細は表 2.3.2 に示す．

　日常生活においては過去の出来事や知識を思い出すだけでなく，あらかじめ決
められた日時に適切な行動をおこない,約束事を果たすための記憶も必要である．
たとえば，「帰宅途中に店で食料品を買う」といった未来の予定である．この記
憶は，展望記憶と呼ばれる．

2.3.2　さまざまな記憶障害

　記憶に障害があると生活にさまざまな問題が発生する．たとえば，発症後に経
験したことを覚えることができず，同じ行動を繰り返してしまうことがある．筆
者が経験した記憶障害の症例では，すでに飲んでいる薬を飲んだかどうか何度も
看護師に確認することや，1日に何度も家族に電話をして同じ話を繰り返すこと
があった．

　またほかにも，検査時間になったら検査室の前で待っておくよう前日に約束し
たが守れないことや，作業中に作業以外のものへ注意がそれると，今何をしてい
たのかがわからなくなる様子が観察されることもある．

　以上にあげた例はすべて記憶障害ととらえられるが，ただ一括りに記憶障害と
するのではなく，それぞれ別々の記憶障害として考えることもできる．ここでは
それらの記憶障害について説明する．

a.　エピソード記憶の障害

　「発症後に経験したことを覚えることができず，同じ質問や話を繰り返す」と
いう例は，日常生活の出来事の記憶であるエピソード記憶の障害である．発症時
以降の出来事を覚えることができないことを前向性健忘と呼ぶが，その逆に，発
症時以前のことを思い出せない逆向性健忘もある．逆向性健忘は発症時より近い

出来事がもっとも思い出しにくく，遠い出来事ほど思い出しやすいという時間勾配が認められることもある．

記憶の神経回路としては古くからパペッツの回路とヤコブレフの回路が知られている．パペッツの回路とは，海馬-脳弓-乳頭体-乳頭体視床路-視床前核-視床帯状回投射-帯状回-帯状束-海馬からなる．ヤコブレフの回路は扁桃体-視床内側核-前頭葉眼窩皮質-鉤状束-側頭葉皮質-扁桃体からなる．また，エピソード記憶に特異的な障害が出る代表的な脳領域としては，海馬および海馬傍回を中心とする側頭葉内側部，視床と乳頭体を中心とする間脳，前頭基底部があげられる[4]．

(1) 側頭葉内側部健忘

側頭葉内側部健忘の代表的な症例は H.M である．この症例は重篤のてんかん治療のため，鉤，扁桃体，海馬の前方3分の2，海馬傍回を含む両側側頭葉内側面を除去する外科的手術を受けた．その結果，即時記憶や手続き記憶，知的機能は保たれていたが，手術後のことはほとんど記憶することができないほどの重篤な前向性健忘を呈した．会話や日常動作に問題はなかったが，食事内容，出会った人，受けたテストなどは覚えられなかったのである．また，逆向性健忘については最初2年程度とされていたが，30年後の評価では11年程度であることがわかっている[5]．いずれも術前から過去にさかのぼっての期間であり，それより古い記憶は保たれていた．

外科的手術ほど限局的なものではないものの，側頭葉内側部をおかす疾患としては，ヘルペス脳炎などのウイルス性疾患や，後大脳動脈梗塞などの脳血管障害，一酸化炭素中毒などがある[6]．重度の前向性健忘が生じるのは両側の側頭葉内側を損傷した場合である．

(2) 間 脳 性 健 忘

間脳性健忘の代表例はコルサコフ症候群である．この症候群は，アルコール依存症例に合併し，ウェルニッケ脳症後に生じることが多いため，ウェルニッケ-コルサコフ症候群（Wernicke-Korsakoff syndrome）ともよばれている．また，アルコールのほかにも消化管摘出後や重度の妊娠悪阻，尿毒症，高カロリー輸血などによっても引き起こされる[6]．

臨床症状は重篤な前向性健忘，時間勾配を伴う逆向性健忘だけでなく，見当識障害，作話，病識欠如，人格変化などが現れる．前向性健忘の特徴としては，時間的順序などの出来事の生じた時間に関する情報，記憶の情報源に関する情報，

空間的な情報，文脈的情報に関する記憶が重篤に障害されることがあげられる[4]．また，作話とは，嘘をつこうという意図なしに表出される記憶内容の変造であり，生産される条件から促さなくてもあらわれる自発性作話と，質問に対してのみ受動的に誘発される誘発性作話に区別される[7]．コルサコフ症候群の作話は後者の誘発性作話であることが多く，記憶が曖昧な情報について問われたときに生じ，一度産出された作話の内容は繰り返されることも特徴である．

(3) 前脳基底部健忘

前脳基底部は前頭葉底面の後端に位置し，側坐核，内側中隔核，ブローカの対角核，マイネルトの基底核を含む無名質などの脳部位からなるコリン作動性ニューロンの集団である[8]．コリン作動性ニューロンは，海馬やその周辺領域，扁桃体，視床下部，広範な大脳皮質に投射され，賦活する機能をもつ[9]．この領域が損傷されて生じるのが，前脳基底部健忘である．発症例は前交通動脈破裂によるクモ膜下出血が多い．また，アルツハイマー病においても，コリン作動性ニューロンの減少により認知・学習・記憶機能の低下をもたらしていると考えられている[10]．

臨床症状は前向性健忘，時間勾配を伴う広範な逆向性健忘，遂行機能障害，作話，人格変化であるが，側頭葉内側部健忘やコルサコフ症候群とは異なる点を以下に示す．まず前向性健忘については，名前や相貌といった個々の情報を記憶することができる．しかしながら，それらの情報を的確に結びつけることができず，名前と顔を一致させることができない[11]．また，出会ったことは覚えていても，それがいつだったのかを覚えられない時間的順序の障害もある．そして，想起については手掛かりを与えることによって大きく改善することがある．次に作話については，コルサコフ症候群の誘発性作話とは異なり，非常に活発な自発性作話が顕著である[4]．

b. 展望記憶の障害

「検査時間になったら検査室の前で待っておくよう前日に約束したが守れない」というのは，展望記憶の障害と考えられる．展望記憶の記憶対象はエピソード記憶と異なり，未来におこなうことを意図した行為である．意図した行為は，それを実行に移すまでの間，一旦意識からなくなるため，その意図を適切なタイミングで再度自発的に想起しなければ，意図した行為を正確に実行することができない．また，「何かおこなうべきことがある」という意図の存在想起と，「その内容

が何であったか」という意図の内容想起も必要となってくる．つまり先の例でいうと，「検査時間になったらおこなうべきことがあった」というのが存在想起であり，「検査室の前で待っておかなければならない」というのが内容想起である．

これまでの研究から，側頭葉内側部は内容想起に，前頭葉は存在想起にかかわっているとされている．また，脳外傷例で局所病変部位が確認された多数例を対象に，展望記憶の存在想起と内容想起について検討をおこなった黒崎らの研究では，側頭葉内側部は内容想起の記銘・保持・想起だけでなく，存在想起にも影響を及ぼしていることが示唆された[12]．さらに，前頭葉については内側部がもっとも存在想起に影響力があり，存在想起と内容想起では前頭葉内の関与の仕方が異なる可能性も報告している．このことからも，展望記憶が有効にはたらくためには，側頭葉内側部と前頭葉内側部が重要であると考えられる．

c. 作動記憶の障害

「作業中に作業以外のものへ注意がそれると，今何をしていたのかがわからなくなる」とういうのは作動記憶が低下している可能性がある．患者からは，「1つのことだけを考えていれば忘れないが，違うことを考えたりやったりすると，最初に考えていたことを忘れてしまう」という話を聞くこともある．これまでの研究から，作動記憶を必要とする課題をおこなっている最中は前頭前野外側部が賦活することがわかっている[13]．また，作動記憶課題が言語情報の場合は左前頭前野背外側部が，視空間情報の場合は右前頭葉背外側部が活動するという左右差もある．

d. 意味記憶の障害

最後に失語や失認，失行とは関係なく，語や物，使用法がわからなくなる意味記憶の障害を紹介する．

知識に相当する意味記憶は，単に辞書的意味（語義）だけでなく，色，人物（相貌）や建造物，物品や線画，音，匂いなどあらゆる対象の認知にかかわる記憶システムである[14]．たとえば，リンゴを想起する場合，聴覚的な言語情報だけでなく，匂いや感触などの言語以外の情報からも想起することができるように，意味記憶はさまざまな感覚様式から生み出されている[5]．そのような意味記憶が障害を受けると，どのような感覚様式からも意味記憶を想起することができなくなり，結果的に語や物，使用法がわからなくなってしまうのである．水田らは，転落事故による脳挫傷で左前頭葉の前方から下方の広範な損傷をおった症例が，日常生

活上の物品の同定ができず，「物が何かわからない」という症状を呈したと報告している[15]．また，滝沢らの症例では，洗顔クリームの代わりに歯磨き粉を使用する，クッションを座布団の代わりに使うといった，物品の使用法に関する意味記憶の障害を呈した[16]．さらにこれらの症例は，視覚・触覚・聴覚の情報からも呼称はできなかったことから，失語や失認，失行ではなく意味記憶に障害が生じていたと考えられる．

　また，意味記憶の障害では，カテゴリー間で障害の程度が異なるというカテゴリー特異性を伴うことがある．ワリントン（Warrington, E. K.）とシャリス（Shallice, T.）はヘルペス脳炎後の症例において，生物カテゴリーの同定や理解が困難な一方で，非生物カテゴリーの同定は可能だったと報告した[17]．その後も障害があるカテゴリーは異なるが，カテゴリー特異的な意味記憶の障害を呈する症例の報告は多数あり，現在では生物，非生物のいずれかのカテゴリーに特異的な意味記憶障害が存在することがわかっている．

　これまでの研究から，意味記憶は側頭極から下部側頭葉の中央部あたりまでが関与すると考えられている．さらに左側頭葉の場合は語義の障害が前景に現れるのに対し，右側頭葉の場合は熟知した人物の顔や建造物，風景の同定が困難という知覚表象に関する意味記憶の障害が生じている可能性も示唆されている[18]．しかしながら，カテゴリー特異性についてはどのようなメカニズムで生じているのか，それぞれの障害が一定の責任病変と対応するのかなど，解明されていない[19]．

2.3.3　ま　と　め

　脳損傷による記憶障害をもとのレベルにまで回復させることは難しく，ほかの高次脳機能障害と同様に生活の質を下げ，自信喪失といった二次障害につながることも多い．そのため，適切な診断・評価，アプローチが重要である．

　記憶障害の評価は，神経心理学的検査，行動観察，面接，障害認識のチェックなどがあるが，記憶機能の過程や種類，関連する脳部位といった知識によってより深くその特徴をとらえることができる．また，記憶障害へのアプローチとしてはスケジュールをチェックリストにして見える場所に貼るといった環境調整や，メモリーノートなどの記憶の代償手段の獲得，誤りをさせないエラーレス学習などが有効とされている．

〔西　侑紀〕

文　献

1) Atkinson, R. C. & Shiffrin, R. M. (1968). Human memory : A proposed systrm and its control processes. In K. W. Spence & J. T. Spence (eds.), *The psychology of learning and motivation*, vol.2. Academic Press. pp.89-195.

2) 藤井俊勝（2010）．高次脳機能研究，**30**, 19-24

3) Baddely , A. D. (1986).　*Working memory*. Clarendon Press.

4) 加藤元一朗（2008）．高次脳機能研究，**28**, 206-213.

5) 山鳥　重（2002）．記憶の神経心理学〈神経心理学コレクション〉　医学書院.

6) 利島　保（2006）．朝倉心理学講座 4　脳神経心理学　朝倉書店.

7) 船山道隆・三村　將（2008）．*BRAIN and NERVE*, **60**, 845-853.

8) 森　俊子・他（2013）．脳卒中，**35**, 281-286.

9) 船山道隆（2011）．高次脳機能研究，**31**, 301-310.

10) Teipel, S. J., et al. (2005). *Brain*, **128**, 2626-2644.

11) Damasio, A. R., et al. (1985). *Archives of Neurology.*, **42**, 263-271.

12) 黒崎芳子・他（2010）．高次脳機能研究，**30**, 317-323.

13) 太田信夫・厳島行雄（2011）．現代の認知心理学 2　記憶と日常　北大路書房.

14) 小森憲治郎（2010）．精神医学，**52**, 979-988.

15) 水田秀子・他（1997）．神経心理学：*Japanese Journal of Neuropsychology*, **13**, 215-223.

16) 滝沢　透・他（1992）．失語症研究，**12**, 294-302.

17) Warrington, E. K. & Shallice, T. (1984). *Brain*, **107**, 829-853.

18) 池田　学・他（1999）．精神医学，**41**, 35-40.

19) 村井俊哉（2003）．高次脳機能研究，**23**, 99-106.

2.4　行為の問題〜日常行為を支える脳〜

　私たちは日常，さまざまな行為を連続しておこなっているが，脳がうまくはたらかないと，こうした日常行為がうまく実行できず，生活に深刻な影響を与える．

2.4.1　日常行為について

　日常行為について，日本作業療法士協会の生活行為の用語説明[1]を参考に整理して，起きる・歩くといった「基本動作」と食事・トイレ・更衣・入浴などのセルフケアとコミュニケーションを合わせた「身のまわり動作」，買い物・調理などの「家事動作」，学習やクラブ活動などの「学校関連動作」，収入を得るための

多岐にわたる「仕事関連動作」，趣味や楽しみ的な「余暇活動」，生活の場と社会をつなぐ「地域活動」，そして活動場所までの「移動」と考える．

2.4.2　日常行為を阻害する要因としての失行

a. 失　行　と　は

私たちは，日々の生活のなかで，こうした日常行為を，手や足など身体の各部を使い，いろいろな道具を利用しておこなっている．脳の損傷により，麻痺など身体の障害がないのに，動作がうまくできなくなる状態を「失行」と呼ぶ．何をするかをわかっていながら，発病・受傷前には簡単にできていた動作や日常の生活用品の使い方がわからなくなる症状である．スプーンを逆さにもって食べ物を突くだけで口に運べない，茶葉を入れずにお茶をいれてしまう，体操のときに一人だけ違う運動をするなど，失行という症状を知らない人からはふざけているように見えてしまうこともある．

b. 失　行　の　種　類[2)]

失行の定義や分類については報告が多々あるが，リープマン（Liepmann, H. K.）が分類した代表的なものに「観念運動失行」「観念失行」「肢節運動失行」があり，これらは古典的失行といわれる．

観念運動失行は，動作の真似や言葉で命令された動きを実行することが難しくなるもので，今日ではパントマイムやジェスチャーの障害，「パントマイムの失行」といわれる．

そして観念失行は，箸や歯ブラシやハサミなどの道具を使った動作ができなくなる状態で，道具の使用障害，「道具の使用の失行」といわれる．この道具の使用障害は，物自体が人にどう扱えばよいかメッセージを発しているという「アフォーダンス[2-4)]」を，うまく理解し実行できていないと考えられる．アフォーダンスとは，環境が人や動物に意味や特性を与えるということで，たとえば，コップのもち手はそこに手をかけてコップを取り扱うことを伝え，引き手のあるタンスはその引き手を引いてタンスを開けることを伝えている（図 2.4.1）．

また，古典的失行では「お茶をいれる・料理をする」など，複数のステップで物品を扱う際に，ステップの順序を間違える，ステップを抜かすといった系列動作の障害のみを観念失行としていたが，現在は単一や複数にかかわらず，道具が使えない場合を「観念失行」と考え，そのなかでも複数物品の系列動作の障害を

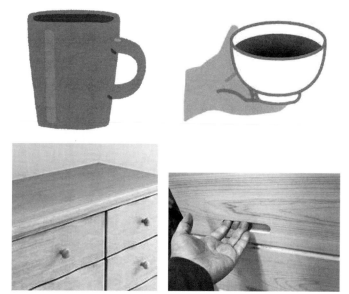

図 2.4.1　アフォーダンスの例

「系列行為障害症候群」という.

　肢節運動失行は「歩く」「机の上の物を取る」など手足の基本的な運動がうまくできなくなるものであり,「運動の拙劣化」といわれている.

　そのほか,古典的失行以外で道具の使用が困難になるものに,手のひらに刺激が加わると無意識にその刺激を握ってしまう「病的把握(把握反射と本能性把握反応に分類できる)」,左手が目的と反対の動作や無関係な動作をおこなってしまう「拮抗失行」,右手が目の前の物を意志に反し強迫的に使用してしまう「道具の強迫的使用」,前に置かれた道具類を無意識に使ってしまう「利用行動」などがある.片方の手が自分の意志に反して逆らうように動くことより「エイリアンハンド症候群」(他人の手兆候)と表現されることもある(2.7.2 も参照).さらに,動作を始めることができない「運動開始困難」,1 つの動作を続けることができない「運動維持困難」などがある.

　また,空間的なものを組み立てられなくなる「構成失行」や,着替えができなくなる「着衣失行」は,以前は失行症状の一部としてまとめられていたが,構成失行は構成障害として,着衣失行は劣位半球症状として分離された.

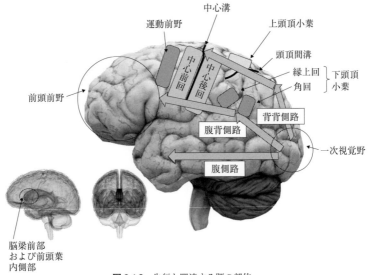

図 2.4.2　失行と関連する脳の部位

c. 失行をつかさどる脳の領域[2]

　パントマイムの失行と道具の使用の失行は左半球損傷時に出現する．運動の拙劣化は中心前回・運動前野，中心後回など中心溝の前後を挟む領域が関与している．言語に関係する領域に近いことから失語症患者ではしばしば失行が合併する．拮抗失行は脳梁の前方部が，道具の強迫的使用は前部帯状回，補足運動野を含む左前頭葉内側と脳梁膝部に病巣があるとされ，系列行為障害症候群，病的把握，利用行動，運動開始や維持困難には，前頭葉が関与しているとされる．

d. 最新の研究動向

　近年，画像診断法のめざましい進歩により，CT や MRI によって生体での病巣診断が可能となり，PET や SPECT により機能障害の広がりがわかるようになり，さらに拡散テンソル画像や fMRI によって脳のネットワークが同定されるようになった．このような研究の成果によって，大脳後方の情報が前方に伝達されて動作を産み出すという行為・動作システムが見出された．行為・動作システムには上頭頂小葉を中心とした背背側路・下頭頂小葉を中心とした腹背側路・側頭葉を中心とした背側路の3経路が想定されており，背背側路は身体，腹背側路は身体と物品，腹側路は物品の関与する経路と考えられている[2,3]（図 2.4.2）．

e. 失行の簡単な評価方法[2]

パントマイムの失行の評価としては，バイバイやOK，キツネの手などの動作がうまくできるか，「ハサミをもったつもりでハサミを使う真似をしてください」という指示をおこない，その身振りができるかなどをみる（⟨e⟩2.4.1）．

道具の使用の失行の評価としては，実際にハサミやくし，爪切り，金づちなどをもってデモンストレーションをしてもらう．さらにハサミであれば紙，くしであれば自分の髪，爪切りであれば自分の爪，金づちであればくぎと木など実際に対象物に対して道具を操作する動作をおこなってもらい，うまく動作ができるかをみる（⟨e⟩2.4.2）．

また，系列動作として，茶葉を急須に入れ，ポットから湯を入れて湯のみに注いでお茶をいれる（⟨e⟩2.4.3），手紙を封筒に入れて切手を貼るといった日常生活の複数のステップの行為ができるかといった課題を提供し（⟨e⟩2.4.4），系列のどこかの段階を抜かさないか，ステップが間違っていないか，同じ動作を何度も繰り返さないか，最終的に目的が達成できるかを確認する．

運動の拙劣化では，鉛筆をつかむ，コインを裏返す，ポケットに手を入れる，手袋をはめる，ボタンをかけるなどの動作をしてもらい，その動作が稚拙かどうかで評価する．

言葉で指示したか（聴覚的刺激），動作模倣や道具を見せて指示したか（視覚情報），道具を実際もったか（触覚刺激）などの観察が重要で，刺激が多いほど，実生活に近づくほど，どの動作の評価も，改善する傾向にある．

f. 失行と混同されやすい症状，その鑑別や注意点

運動麻痺や筋力低下，感覚障害や不随意運動などがあって動作ができない場合は，行為の誤り方がつねに一定である[5]．たとえば，「箸を使う」動作ができないとき，利き手に麻痺があって動かないのか，腕の力が弱くてもちあがらないのか，箸を触わる感覚が鈍くてうまく操作できないのか，失調などで震えて思うように扱えないのかなどの機能評価をする．

また，失語などによって指示された言葉が理解できない場合は，ジェスチャーや絵など視覚情報で理解を促して評価する．

うまくハサミが使えない人に「危ないから」と取り上げるのではなく，もち方や使い方を補助し，切る場所を何度でも教えてあげてほしい．動作の繰り返しが症状の改善にもっとも有効である．失行の知識をもつことは，本人の状況を正し

くとらえ，間違った対応をしないためにも重要である．

2.4.3　失行によって日常生活行為が難しい人への支援

a.　生活場面への影響

　生活に必要な道具の使用障害は，①道具がうまくもてない，②道具を向ける対象や場所が違う，③道具の操作がうまくできない，④道具の使用目的に達することができない，の4つに分けて整理することができる[6]．道具をくしとして例をあげると，①くしの髪をとく部分を握りこむ，②くしを口に向ける，③くしを髪にあてるだけで，とく動作ができない，④整髪できない，となる．どのような間違い方をしているのかわかると，どのように援助すればよいのか見えてくる．

　また，どういう方法で使い方を伝えると動作を修正しやすいかがわかることも大切である．自然な動作ではできるのに，真似するよう言葉かけがあると，とたんにできなくなることがある．「もう少し右，もっと上」などの方向を示す言葉かけで逆に混乱することがあり，周囲の人はどうすればよいか戸惑う．その特性がわかると，援助者は言葉かけをあえてせず，そっと手を添えて自然にもち方を修正させるなどの対応ができる．繰り返しのなかでうまく使えるようになると手添えを減らしていく．

　私たちは，セルフケアで，箸・食器・歯ブラシ・衣服・タオル，コミュニケーションで，鉛筆・消しゴム・電話などの通信機器，家事や仕事で，包丁・ハサミ・ハンマー・鍵・電化製品など，非常に多くの道具を使う．ありとあらゆる道具に誤操作があると生活行為動作は大変な苦労の連続となる．失敗体験を重ね，「何をしてもうまくできない」と自信をなくすと，ものにかかわることに消極的となり，他人に依存するようになる．

b.　道具とうまくかかわるために

　失行患者の戸惑いや難しさに気づき，そのことを家族や周囲の人と共有し，生活しやすい方法を考えることが必要である．その方法には，①はじめに何をするのか目的を提示する，②口頭指示は1つずつする，③文字や絵や写真などの視覚情報を提示する，③動作模倣を提示する，④片手でできる方法に工夫する，⑤両手動作が必要な場合，同時に同じ動作になるよう工夫をする，⑥触覚や深部覚を利用する，⑦アフォーダンスを利用して環境設定する，⑧あまり指示せず手添えをする，⑨動作手順を整理してわかりやすく目印をつける，⑩自ら声に出しな

がら動作する，などがある．

　前述のような評価で本人にとっての強みや弱みを確認し，強みを利用して実際の動作が何とかできる方法を探り，その方法を単一もしくは組み合わせて反復する．援助する人のやり方が変わると混乱するため，援助ポイントや言葉かけの方法などのかかわり方を統一する．動作ができるようになるにつれ，手添えを減らしていき，自力でできるようにする．1つの動作がある場面でできるようになっても，道具や場面が変わるとできなくなることもあるので，根気よく，問題となる動作に取り組んでいく必要がある．

　まずは生活上，身の回りでルーチンとして必要とされる最低限の道具を使えるようになることが生活自立の一歩となる．本人にとって，必要に迫られた動作からできることを増やしていき，できないことは周囲が理解して援助する体制を作るなど，生活行為動作の自立に優先順位をつけて取り組んでいくのもひとつである．

　そのためには，失行の特性を日常や学校，仕事でかかわる人々に情報提供し，必要に応じて援助の方法を伝えることが必要である．

2.4.4　ま　と　め

　脳の損傷に伴う高次脳機能障害としての日常行為の問題について，失行を中心にまとめた．人は道具を使って生活する．失行は比較的わかりやすく，繰り返しのなかで特定の必要に迫られた動作は経過により目立たなくなることもある[7]．しかし，道具や場所が変わるととたんにできなくなることも多く，普通できていることが別の場面でなぜできないのか周囲に理解されないこともあるため，情報を実際の場面を通して共有することが重要である[8]．　　　　　　　〔川原　薫〕

文　献

1) 日本作業療法士協会（2011）．作業療法関連用語解説集　改訂第2版　日本作業療法士協会．
2) 日本高次脳機能障害学会　教育・研修委員会（2019）．行為と動作の障害　新興医学出版社．
3) 武田克彦・他（編）（2018）．高次脳機能障害のリハビリテーション ver.3　医歯薬出版．
4) 和田義明（2012）．リハビリスタッフ・支援者のためのやさしくわかる高次脳機能障害　症状・原因・評価・リハビリテーションと支援の方法　秀和システム．
5) 坂本安令（2006）．作業療法ジャーナル，**40**, 633-640.
6) 博野信次（1994）．作業療法ジャーナル，**28**, 588-593.

7) 能登真一・森下史子（2016）．作業療法ジャーナル，**50**, 537-541.

8) 白岡幸子（2019）．リハビリナース MC　メディカ出版，pp.37-42.

2.5　言葉の問題～言葉を操る脳～

　左脳シルビウス裂（外側溝）周辺の前頭・側頭・頭頂葉に言語にかかわる中枢がある．その部位の損傷により話す・聞く・読む・書くといったすべての言語モダリティが障害される失語症が生じる．失語症のもっとも特徴的な症状は「喚語困難：言葉が思い出せない」である．なお，読むだけの障害は失読，書くだけの障害は失書，という．

2.5.1　失語症の古典的分類（〈e〉2.5.1）[1]

a. ブローカ失語（または運動性失語）

　発語運動のプログラミングを行う左前頭葉中心前回（precentral gyrus, preCG）下部の損傷により発語失行（apraxia of speech, AOS. 失構音アナルトリ：anarthria は同義）が生じる．AOS は運動麻痺ではないが，構音のプログラミングができないため，構音の歪・置換・省略などが生じ，さらに，構音位置や順序を努力しながら探索するために非流暢な発語となる．また構音点や構音運動の類似した音への置換が生じやすい[2]．動きに制限がある麻痺では，歪や置換に一貫性があるが，AOS の誤りは浮動性があり一貫性が乏しい（復唱例：dadaja, dadarja, dadara/ 花屋）．preCG 下部のみの損傷では，発語の障害のみの純粋発語失行となり，構音の歪はあるが文は産生される．

　左前頭葉・下前頭回（inferior frontal gyrus, IFG）の弁蓋部・三角部は，文法処理・構文理解・喚語にかかわり，単語を組み合わせ，構文を作成する．この部位の損傷では，助詞や助動詞（文法的形態素）の省略や誤用，動詞の省略，句が短いといった失文法になる．ブローカ（Broca, P.P.）は，2症例の剖検から，共通の病巣である左第3前頭回（下前頭回）後方1/3を構音言語機能の中枢と考え，左下前頭回の弁蓋部・三角部はブローカ野と呼ばれる．だがブローカ野のみの損傷で，preCG 下部の損傷がない場合，失文法になるが AOS は生じない[3]．ブロ

ーカ失語（Broca's aphasia）は，前部言語領域の左 preCG 下部と左 IFG 弁蓋部・三角部の両部位の損傷により，AOS を伴う非流暢失語である．下前頭回後部損傷では動詞の生成が困難になると報告されている[4]．

b. ウェルニッケ失語（または感覚性失語）

左側頭葉・頭頂葉（後部言語領域）は，言語の聴覚意味理解や文字の読み書きにかかわる脳部位である．この部位の損傷によるウェルニッケ失語（Wernicke's aphasia）は，流暢で多弁，聴覚意味理解障害・喚語障害・豊富な錯語（標的語が推測できる言語の誤り）や新造語（jargon：錯語より音の誤りが多く，標的語が推測できないことが多い非語）を伴う失語症である．

左側頭葉第一次聴覚野はヘシェル回（Heschel's gyrus, HG）で音の分析処理，第二次聴覚野は上側頭回（superior temporal gyrus, STG）で言語音としての聴認知にかかわる[5]．左中側頭回（middle temporal gyrus, MTG），左下側頭回（inferior temporal gyrus, ITG）は，語彙の貯蔵や語想起[6]，さらに ITG は単語の認知や読み書きにかかわるとも考えられている[7]．左下頭頂小葉の縁上回（supramarginal gyrus, SMG）は，単語の産生においては語音の組み合わせ出力配列にかかわると考えられ，SMG とその皮質下の損傷で音韻性錯語（置換例：nefutai/ネクタイ，転置例：metsukiri/爪切り）が多く産生されると，報告されている[7,8]．左頭頂葉の角回（angular gyrus, AG）は言語の視覚性記憶の中枢と考えられ，AG の損傷により失読や失書といった症状が生じる[7]．ウェルニッケ（Wernicke, C.）は，STG 後方を聴覚イメージの部位と考えた[9]．実際のウェルニッケ失語例では，STG，HG，SMG，AG，MTG，ITG を含む広範な病巣例が多く，聴理解不良で多弁（語漏），読み書き障害，多量の意味性（例：ラグビー/サッカー）・音韻性錯語，新造語の出現という症状となる．ロゴジェンモデル（〈e〉2.5.2）では，音声言語の運動性の部位以外の障害を示す．

c. 伝 導 失 語

伝導失語（conduction aphasia）は，言語理解は比較的保たれているが，すべての言語モダリティにおいて，語音を漸次接近しつつ標的語へ至る，接近的自己修正（conduit d'approche）と音韻性錯語（例：te, tsube, tsuma, tsubekiri/ 爪切り）が多量にみられる流暢な失語である．ウェルニッケ–ゲシュウィンドモデル（Wernicke-Geschwind model）[10]では，前部言語領域と後部言語領域を結ぶ連合線維を弓状束とし，伝導失語の発生機序として弓状束の障害を考えた．SMG の

皮質下は弓状束に相当すると考えられ，音韻性錯語を多く産する伝導失語の報告がある[11, 12]．STG の皮質と皮質下損傷でも，音韻性錯語が出現するとの報告がある[13]．

認知神経心理学的モデルでは，伝導失語の復唱障害を，音声言語表出に起因する産生伝導失語と言語性短期記憶障害に起因する復唱伝導失語に分けている[14]．産生伝導失語は，語長効果（音声言語でモーラ数の多い語が産生できない）を示すが，数唱の復唱は比較的良好である．産生伝導失語ではロゴジェンモデル（〈e〉2.5.2）の音素の配列をおこなう音韻出力配列の障害が推定されている．一方，言語性短期記憶障害では，長い単語の復唱は良好だが数唱は不良とされている．

ワーキングメモリモデル[15]の音韻ループ（〈e〉2.5.3）において，音韻の貯蔵庫（phonological short-term storage）は下頭頂小葉（とくに SMG）にあると推定し，その脳部位の損傷群では，数唱や単語・非語の復唱ともに，ほかの群に比べ障害を呈したとの報告もある[16]．音韻性錯語に共通する病巣，数字記憶範囲障害に共通する病巣，仮名記憶範囲障害に共通する病巣，それぞれ異なったという報告もある[8]．

d.　超皮質性感覚失語

超皮質性感覚失語（transcortical sensory aphasia）は，ウェルニッケ失語同様，流暢で聴理解障害・喚語障害を伴う失語症である．復唱は長文レベルで良好だが意味理解が伴わず，ときにそのまま繰り返す反響言語（echolalia）となる．ことわざなどの最初をいうと，その後を続ける補完現象もみられる．左側頭－後頭葉の病巣のほか，左 IFG や左中前頭回（middle frontal gyrus, MFG）の障害でもみられる[17, 18]．

e.　超皮質性運動失語

超皮質性運動失語（transcortical motor aphasia）は自発語の減少，語想起不良や喚語困難がみられる．AOS の問題はなく，単語から短文レベルで復唱は良好である．左補足運動野，補足運動野とブローカ野の離断でみられる[17]．

f.　失名詞失語（または健忘失語）

失名詞失語（anomic aphasia，または健忘失語：amnesic aphasia）は喚語困難と，標的語が出ないために遠回しの表現（迂回操作）を主たる症状とする失語症で，錯語はなく復唱は良好である．喚語困難はすべての失語症の中核症状であり，失名詞失語の純粋例は少ない．失語症軽度例を失名詞失語と分類する臨床家

は多い．ベンソン（Benson, D. F.)[19]は失名詞失語を非局在性症候群ととらえている．

g. 全 失 語

全失語（total aphasia）はすべての言語モダリティで重篤な障害を呈するが，無動無言（akinetic mutism）と異なり，コミュニケーション意欲は何らかの形で残存し，非言語的感情の疎通性は保たれることが多い．ベンソンは，ほとんど音素を発しない「音素解体」の症状を示すが，ときに歌や数唱の一部，"タンタン"などの限られた繰り返しの再帰性発話を話す症例も含めている[19]．とくに理解面については，発話能力より良好であるとの報告も多く，全失語のなかにはある程度の理解を維持している例もある[19]．ブローカの症例タン氏は再帰性発話を伴う全失語であり，新造語や残語（限られた数語だが，繰り返し比較的明瞭な構音だが，場面に即しているわけではない）だけの失語症例も全失語に含まれる．急性期に全失語で発症し，改善に伴い，ブローカ失語ばかりでなく，ほかの標準的な失語症候群の1つに変化する例も報告されている[19,20]．

2.5.2　古典的分類以外の失語症

a. 皮 質 下 失 語

皮質下失語（subcortical aphasia）は基底核とその近傍の神経線維を病巣とする失語症である．錯語や言語理解の障害のほか，注意障害などの高次脳機能障害や構音障害も重複していることが多い．古典的分類には入らず非典型[21]と考えられる．

b. 純 粋 語 聾

純粋語聾（pure word deafness）は両側の聴覚野 HG・STG の損傷[22]，一側損傷例では左 STG や聴放線の損傷でも生じ[5,23]，純音聴力は保たれ環境音は聞こえるが，語音認知が困難という症状である．音声言語の産生や文字言語処理は保たれ，呼称・読解・音読は良好である．失語症からの回復例にみられる．

なお，語音の受容に異常はないが，環境音認知に選択的障害を示すのが環境音失認であり，狭義の聴覚失認である．広義の聴覚失認は純粋語聾・環境音失認・感覚性失音楽を包含する概念である[24]．

フランクリン（Franklin, S.）は，ロゴジェンモデルに基づき認知神経心理学的に，語聾を音声言語の理解障害とし，語音聾（word sound deafness），語形聾

（word form deafness），語義聾（word meaning deafness）に分類した[25]．純粋語聾は，語音聾に相当する．語形聾は，語音認知は良好だが，聴覚的語彙判断や聴覚的語義理解の障害，語義聾は，語音認知・聴覚的語彙判断は良好だが，聴覚的語義理解障害を示す．

2.5.3　原発性進行性失語

　前頭側頭葉変性症（frontotemporal lobar degeneration, FTLD）は前頭側頭葉限局の萎縮を呈する進行性変性疾患である[26]．近年FTLDは病理分類にのみ用い，臨床型として前頭側頭型認知症（fronto-temporal dementia, FTD）という用語が使用されてきている[27]．FTDは①行動型前頭側頭型認知症（behavioral variant FTD, bvFTD），②進行性非流暢性失語（progressive non-fluent aphasia, PNFA），③意味性認知症（semantic dementia, SD）に下位分類される．原発性進行性失語（primary progressive aphasia, PPA）は，失語症で発症し，失語症が前景に立つ変性性認知症である．PPAの分類は，PNFAは非流暢/失文法型PPAに相当，失文法的発話や発語失行（apraxia of speach, AOS）を伴う．SDは意味型PPAに相当，流暢で呼称障害や単語理解障害を示す[27,28]．FTDではないが，ロゴペニック型PPA（logopenic variant PPA）はアルツハイマー型認知症に多くみられ，喚語困難や復唱障害を示す[27]．　　　　　〔安崎文子〕

【手を動かしてみよう】
デジタル付録〈e〉2.5.4の画像をみて障害を予想してみよう．同じく〈e〉2.5.5の画像をみて萎縮した脳部位を探そう．

文　献

1) 相馬芳明・田邉敬貴（2007）．失語の症候学，シリーズ神経心理学コレクション　医学書院．
2) 物井寿子・他（1979）．音声言語医学，**20**, 299-312.
3) 吉野眞理子・他（1995）．失語症研究，**15**, 291-298.
4) Damasio, A. R. & Tranel, D. (1993). *Proceedings of the National Academy of Sciences of the United States of America*, **90**, 4957-4960.
5) Slevc, L.R., et al. (2011). *Neuropsychologia*, **49**, 216-230.
6) Damasio, H., et al. (1995). *Nature*, **380**, 499-505.
7) 櫻井靖久（2011）．臨床神経学，**51**, 567-575.
8) Anzaki, F., et al. (2012). *ACTA Neuropsychologica*, **10**, 35-56.
9) Wernicke, C. (1874/1977). *The Aphasia Symptom Complex: A Psychological Study on an*

Anatomic Basis. Translated by Eggert, G. H., The Hague: Mouton Publishers.

10）Geschwind, N. (1965). *Brain*, **88**, 237-294.

11）Bernal, B. & Ardila, A. (2009). *Brain*, **132**, 2309-2316.

12）Duffau, H., et al. (2009). *Journal of Neurology*, **256**, 382-389.

13）Benson, D.F., et al. (1973). *Arch Neurology*, **28**, 339-346.

14）Shallice, T. & Warrington, E.K. (1977). *Brain and Language*, **4**, 479-491.

15）Baddeley, A. (2003). *Nature Reviews Neuroscience*. **4**, 829-839.

16）Baldo, J.V. & Dronkers, N.F. (2006). *Neuropsychology*, **20**, 529-538.

17）平山惠造・田川晧一（1995）．脳卒中と神経心理学　医学書院．

18）Boatman,D., et al. (2000). *Brain*, **123**, 1634-1624.

19）Benson, D.F. (1979). *Aphasia, Alexia, and Agraphia*. Churchill Livingstone.（笹沼澄子・他（訳）(1989)．失語・失読・失書　共同医書出版社）

20）田中春美・他（1989）．神経心理学，**5**, 124-133.

21）Damasio, A.R., et al. (1982). *Archives of Neurology*, **39**, 15-20.

22）Auerbach, S.H., et al. (1982). *Brain*, **105**(Pt 2), 271-300.

23）進藤美津子・加我君孝（1994）．音声言語医学，**35**, 295-306.

24）田中美郷（1993）．精神科 MOOK 神経心理学，**29**, 200-207.

25）Franklin, S. (1989). *Aphasiology*, **3**, 189-207.

26）The Lund and Manchester Groups (1994). *Journal of Neurology Neurosurgery and Psychiatry*, **57**, 416-418.

27）日本神経学会「認知症疾患診療ガイドライン」作成委員会（2017）．認知症疾患診療ガイドライン 2017　医学書院．

28）大槻美佳（2015）．高次脳機能障害研究，**35**, 297-303.

2.6　社会性の問題〜人とかかわる脳〜

　25歳のフィネアス・ゲージ（Gage, P. G.）は，鉄道会社ではたらく仕事熱心な好青年であった．しかし，仕事中の事故で負った脳損傷（図 2.6.1）をきっかけとして，彼のパーソナリティや行動は劇的に変化する．気まぐれで，無礼で，ときおりひどくばちあたりな行為にふけり，自身の希望に反することを言われると苛立ったりした．言葉遣いも下品で，女性たちはゲージといっしょにいないよう忠告を受けたとのことである．ほどなくして，彼は問題行動のために会社から解雇される．その後，さまざまな職に就くも，自身の気まぐれや素行の悪さにより，どれも長続きしなかった[2]．

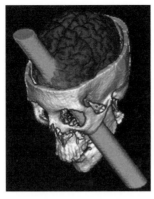

図 2.6.1　ゲージの脳損傷[1]
1848 年，鉄道工事中に起きたダイナマイトの
暴発事故で，鉄の棒がゲージの左頬から前頭
葉にかけて貫通し，それにより彼は頭部に大
怪我を負った．

　上記の例のように，脳損傷は，社会的な場面での私たちの適応的行動，すなわ
ち，社会的行動に深刻な影響を与えることがある．また，社会的行動は，他者の
内面や社会的文脈に対する適切な理解（社会的認知）を基盤とする．本節では，
ゲージの脳において損傷された前頭前野の機能的役割に着目しながら，人とのかか
かわりを支える認知過程とその神経基盤について考えていきたい．

2.6.1　前頭前野の機能

　前頭前野は，前頭葉の前方に広がる脳領域で，外側面では運動前野，内側面で
は補足運動野より前方に位置する．スタス（Stuss, D. T.）によると，前頭前野
は異なる解剖学的基盤をもつ次の 4 つの認知機能を司る（図 2.6.2）[3]．①実行的
認知機能（executive cognitive functions）：低次の，より自動的な機能の制御と

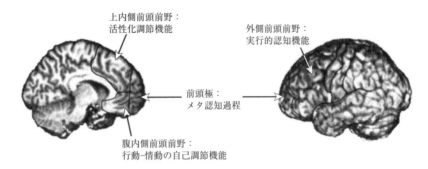

上内側前頭前野：
活性化調節機能

外側前頭前野：
実行的認知機能

前頭極：
メタ認知過程

腹内側前頭前野：
行動-情動の自己調節機能

図 2.6.2　前頭前野の 4 つの認知機能[3]

方向づけを担う高次の認知機能. 遂行機能または実行機能 (executive function) とも呼ばれる (コラム 2.2 参照). プランニング, モニタリング, 認知的構えの転換, 認知的柔軟性, 反応抑制などが含まれる (〈e〉2.6.1). 外側前頭前野を基盤とする. ②行動-情動の自己調節機能 (behavioral-emotional self-regulatory functions):情動処理や報酬処理とかかわる認知機能で, 行為の結果として生じる情動の理解や, 特定の状況下で適応的にふるまうための行動の自己制御を担う. 腹内側前頭前野を基盤とする. ③活性化調節機能 (energization regulating functions):行動または心的過程の発動と維持, 動機づけと関係する. 個人が有するあらゆる認知機能の活性化を担う. 右半球の上内側前頭前野との関連性が重視されている. ④メタ認知過程 (meta-cognitive processes):自己意識や自己の内的状況の理解と, それを基盤とした他者理解を担う. 前頭極との関係が想定されている.

　以上の 4 つの認知機能は, 前頭葉の局在損傷や萎縮, 外傷性脳損傷 (traumatic brain injury, TBI) などにより障害される. これらの認知機能は, 個人の認知特性や行動特性と密接に関係するため, どれか 1 つでも障害されると, 患者を知る人から「性格が変わった」とよく表現される認知・行動様式の変化が観察される. 社会的側面とのかかわりに着目すると, メタ認知過程は社会的認知, 行動-情動の自己調節機能と活性化調節機能は社会的行動とそれぞれ関係する.

2.6.2 社会的認知障害

　脳損傷後に生じる社会的認知障害として, 表情や声の抑揚, しぐさを手掛かりとした情動認知の障害, また, 心の理論障害や社会的文脈の理解障害がある. このうち, 前頭葉機能障害との関連については, 表情認知障害と心の理論障害を中心に検討が進められている.

a. 表情認知障害

　前頭葉損傷や TBI などによる前頭葉機能障害と関連して, 表情から他者の情動を読むことがしばしば難しくなる. 喜び, 悲しみ, 驚き, 怒り, 嫌悪, 恐怖の基本 6 表情の認知が全般に低下する場合と[4], その一部が障害される場合がある[5]. 後者に関しては, ネガティブ表情の認知がとくに難しいとされる. こうした患者では, ネガティブ表情を観察しているときの皮膚電位活動にも反応性の低下がみられる[6].

　表情認知は扁桃体損傷患者においても障害され，その発現に，顔を見ていると
きの特異な視線行動（目の部分への固視の減少）が関与していると考えられてい
る[7]．一方，前頭葉性の表情認知障害の場合には，このような視線行動の問題は
認められない[8]．顔の形態知覚の障害と表情認知障害とのかかわりについても，
ほとんどの研究で否定されている[5,6]．他方，前頭葉損傷後に生じる主観的な情
動体験の減少が表情認知障害に関係するという報告がある[9]．また，TBIを対象
とした研究領域では，自身の障害に対する気づきの低下が患者の表情認知障害と
相関することが明らかとなっており[10]，スタスが想定したようなメタ認知と社会
的認知とのかかわりが示唆されている．

　表情認知障害は，前頭葉や扁桃体の損傷のほか，パーキンソン病，統合失調症
などによっても生じる．前頭葉における責任病巣としては，眼窩前頭皮質または
腹内側前頭前野が重視されており[9]，これらの領域は，スタスがメタ認知や社会
的認知の神経基盤とした前頭極を含んでいる．

b. 心の理論障害

　心の理論とは，他者の心的状況を推論する心のはたらきである．この領域では，
情動だけでなく，信念や意図を含む，より広範な心的過程を推論する能力につい
て議論される．代表的な心の理論課題に，他者の知識の状態を推測する誤信念課
題，失言の検出を求める失言課題，冗談や皮肉，他者への配慮から生じた嘘（罪
のない嘘）の理解が求められるストレンジ・ストーリー課題がある（デジタル付
録〈e〉3.1.5 〜 7 も参照のこと）．

　心の理論は，自閉スペクトラム症の認知特性を説明する概念として最初に注目
されたが[11]，後天的な前頭葉機能障害に伴って障害されることがある．たとえば，
グレゴリー（Gregory, C.）らは，前頭側頭型認知症患者，アルツハイマー型認
知症患者，健常者を対象に，誤信念課題，失言課題，目の表情を手掛かりとした
情動認知課題の3つの心の理論課題を実施したところ，前頭側頭型認知症患者で
はすべての心の理論課題に対する遂行が低下し，さらに，これらの課題の認知成
績が前頭葉の萎縮の程度と有意に相関した[12]．また，シャメイ－ツォーリ
（Shamay-Tsoory, S. G.）らは，前頭葉損傷患者に，他者の認知的側面と情動的
側面の推論がそれぞれ求められる2種類の心の理論課題を実施した結果，損傷領
域の違いにより，障害される心の理論課題のタイプが異なることを見出した[13]．
この研究によると，認知的な心の理論課題の遂行は背外側前頭前野，情動的な心

の理論課題の遂行は腹内側前頭前野の損傷により障害される. この結果を受けて, シャメイ-ツォーリらは, 心の理論を支える神経基盤として2つの神経ネットワークが存在すると仮定した. 1つは認知的な心の理論ネットワークで, 背外側および背内側前頭前野, 前帯状皮質背側部, 背外側線条体から構成される. もう1つは情動的な心の理論ネットワークで, 腹内側前頭前野および眼窩前頭皮質, 前帯状皮質腹側部, 扁桃体, 腹側線条体からなる[14](〈e〉2.6.2). このうち, 腹内側前頭前野および眼窩前頭皮質は表情認知障害の責任病巣でもあり, 後者のネットワークについては, かなりの部分が表情認知の神経基盤と重複していると思われる.

2.6.3 社会的行動障害

ゲージの例で明らかなように, 前頭前野の損傷は, ときとして深刻な社会的行動障害を引き起こす. 社会的行動障害は, 攻撃行動や社会的不適応行動といった陽性症状と, 自発性や動機づけの低下を示す陰性症状の2つに大別される.

a. 陽 性 症 状

陽性症状の神経基盤としては腹内側前頭前野が重視されている. 前項で述べたように, 腹内側前頭前野は情動認知に重要な役割を果たしており, この領域の損傷は, 他者の情動や情動的文脈を適切に理解することの失敗を基盤として生じる行動障害, いわゆる「空気を読めない行動」と呼ばれる他者への配慮が欠けた行動をもたらすと考えられる. 情動認知障害が社会的行動障害の発現とかかわりをもつことは, TBIの表情認知障害について検討した研究においても示唆されている[10]. 他方, 腹内側前頭前野は, 情動の制御や刺激と強化の連合学習を支える脳領域としても位置づけられる[3]. これらの機能障害は, 前頭葉損傷後に生じる情動制御の障害（脱抑制：disinhibition）, たとえば, 暴力的行為やセクシャルハラスメント的な言動, 金銭の浪費, 万引き, また, 報酬処理の障害によってもたらされる無謀なギャンブル行動などの問題行動の引き金となりうる. 腹内側前頭前野の損傷では, これらの認知機能の障害が複合的に作用し合った結果, 患者の対人関係のみならず, 地域社会にも影響を与えかねないさまざまな社会的行動障害が出現すると解釈される.

b. 陰 性 症 状

陰性症状としては, 英語圏ではアパシー（apathy）, 本邦では発動性障害と表現される症状が出現する. 発動性障害を呈す患者は, つねに動因を失った無気力

な状態で，他者からの指示がない限り自発的に行動しようとしない．話しかけられると最小限の受け答えをするが，自分からは決して話そうとせず，放っておかれると，長時間，空を見つめたまま，何もせずに過ごしてしまう[15]．このような症状が長期間持続すると，筋萎縮や心肺機能の不全，全般的認知機能の低下などの身体・認知機能の廃用性障害を引き起こす危険性がある．陰性症状の責任病巣としては，上内側前頭前野が想定されている[3]．上内側前頭前野は，私たちのあらゆる認知機能の活性化を担うとされており，2.2節で触れたように，注意の活性化とも関係する．そのため，当該領域の損傷は，全般的な反応性の低下や情報処理の遅延ももたらすと考えられる．　　　　　　　　　　　　　　　　〔柴崎光世〕

文　献

1) Damasio, H., et al. (1994). *Science*, **264**, 1102-1105.
2) Damasio, A. R. (1994). *Descartes' error: Emotion, reason, and the human brain*. Putnam.（ダマシオ A. R.（2010）．デカルトの誤り　田中三彦（訳）情動，理性，人間の脳　筑摩書房）
3) Stuss, D. T. (2009). Rehabilitation of frontal lobe dysfunction: A working framework. In M. Oddy & A. Worthington (eds.), *The rehabilitation of executive disorders: A guide to theory and practice*. Oxford University Press. pp.3-17.
4) Kumfor, F., et al. (2011). *Social Neuroscience*, **6**, 502-514.
5) Croker, V. & McDonald, S. (2005). *Brain Injury*, **19**, 787-789.
6) Hopkins, M. J., et al. (2002). *Brain Injury*, **16**, 245-257.
7) Adolphs, R., et al. (2005). *Nature*, **433**, 68-72.
8) Vaidya, A. R. & Fellows, L. K. (2019). *Cortex*, **113**, 312-328.
9) Heberlein, A. S., et al. (2008). *Journal of Cognitive Neuroscience*. **20**, 721-733.
10) Spikman, J. M., et al. (2013). *Plos One*, **8**, 1-7.
11) Baron-Cohen, S., et al. (1985). *Cognition*, **21**, 37-46.
12) Gregory, C., et al. (2002). *Brain*, **125**, 752-764.
13) Shamay-Tsoory, S. G. & Aharon-Peretz, J. (2007). *Neuropsychologia*. **45**, 3054-3067.
14) Abu-Akel, A. & Shamay-Tsoory, S. (2011). *Neuropsychologia*, **49**, 2971-2984.
15) 柴崎光世・豊田元子（2014）．言語聴覚研究，**11**, 36-47.

2.7　右脳と左脳の問題〜バランスをとる脳〜

　左右の大脳半球は構造的によく似ており，ほぼ左右対称の形をしている．一方，

これらの機能的側面に着目すると，右利き者においては，左半球が言語，右半球が視空間機能をそれぞれ得意とするように，片方の大脳半球が特定の認知機能に優先的な役割を果たすことがある．このような大脳半球機能の側性化（lateralization）については，ブローカが左半球と言語との関連性を見出した19世紀後半以降，多数の知見が蓄積されており，現在では，たとえば，視覚認知に関して，文字刺激の認知は左半球優位で，顔刺激の認知は右半球優位というように，同じ認知機能であっても，刺激や課題の特性によって側性化の仕方が異なることが示唆されている（図2.7.1）．ただ，通常は，このような機能的な差異がありつつも，2つの大脳半球は互いに協力し合い，絶妙にバランスをとりながら，私たちのさまざまな認知活動を実現させている．このために重要な役割を担っているのが，脳の中心に位置し，左右の大脳半球のコミュニケーションを支える脳梁である．

2.7.1　脳　梁

　左右の大脳半球を結ぶ神経線維を交連線維という．脳梁は，全長約8cmの交

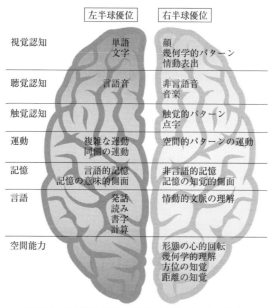

	左半球優位	右半球優位
視覚認知	単語 文字	顔 幾何学的パターン 情動表出
聴覚認知	言語音	非言語音 音楽
触覚認知		触覚的パターン 点字
運動	複雑な運動 同側の運動	空間的パターンの運動
記憶	言語的記憶 記憶の意味的側面	非言語的記憶 記憶の知覚的側面
言語	発話 読み 書字 計算	情動的文脈の理解
空間能力		形態の心的回転 幾何学的理解 方位の知覚 距離の知覚

図 2.7.1　大脳半球機能の側性化（文献1をもとに作成）

連線維の大きな束で，おおよそ2億本の交連線維から形成される[2,3]．脳梁の交連線維は，脳のほぼ全域をカバーしており，2つの大脳半球の同じ位置にある皮質領域をそれぞれ交叉性に結んでいる[2]．そのため，何らかの原因により，脳梁が切断されると，運動や感覚，そして高次脳機能を司る大脳皮質の半球間の相互連絡が断たれてしまい，これに伴って，多種多様な後遺症が出現する．

2.7.2　脳梁離断症候群

　脳梁損傷により生じる一連の神経心理学的症状は，脳梁離断症候群（callosal disconnection syndrome）と呼ばれる．脳梁離断症候群は，難治性てんかんの治療で，てんかん発作が脳全体に伝播することを防ぐために脳梁を外科的に切断した分離脳（split-brain）患者，脳梁部に梗塞をきたした脳血管障害患者，長期にわたるアルコールの大量摂取に伴い脳梁に変性が生じたマルキアファーヴァ-ビニャミ病（Marchiafava-Bignami disease）患者などで観察される．脳梁離断症候群に含まれる代表的な症状は以下のとおりである．

a.　半球間の連絡障害による症状（交叉性症状）

　脳梁損傷のため，一方の半球に入力された感覚情報がもう一方の半球に伝達されないことにより生じる．主に体性感覚において観察される．この例として，患者に目隠しをするなどして手元が見えない状態にして，片方の手に物品を呈示した後に，触覚を手掛かりとして，複数の物品から同一のものを選ばせると，物品を呈示したほうの手であれば同じものを正しく選択できるのに，もう片方の手では同じ物品を見つけられなくなる症状がある[3]．触覚情報が右半球（左手）に入力された場合は右手，左半球（右手）に入力された場合は左手に等しく症状があらわれる．

b.　左半球への側性化に伴う症状（左の一側性症状）

　言語や行為は右利き者の大部分で左半球に側性化されている．これと関連して，脳梁損傷患者では，左半球にある言語または行為の中枢と右半球との離断により，次のような左の一側性症状が出現する．①左視野の失読：右視野に呈示された文字の音読は可能であるのに，左視野に呈示された文字の音読が障害される．左視野に呈示された文字情報は，皮質下の視覚伝導路を経て，対側の右半球の視覚野に送られ，文字の形態分析などの処理がおこなわれる（図2.7.2a）．音読に際しては，右半球でおこなわれた視覚処理の結果を，左半球の言語野に送る必要があ

るが，脳梁損傷により半球間の情報伝達が阻害されるので，左視野に呈示された
文字が音読できなくなる（図 2.7.2b）．②左視野の呼称障害：右視野に呈示され
た視覚対象の呼称は可能であるのに，左視野に呈示された視覚対象の呼称が障害

(a)

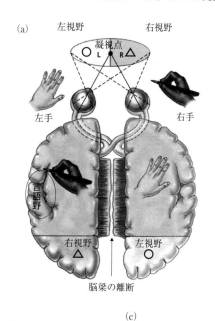

(b) 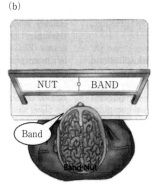 (c)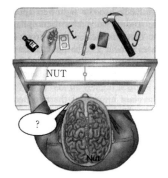

左視野の NUT（ナット）が音読できない　　　しかし，左手でナットを選択できる

図 2.7.2 脳梁損傷患者における左視野の失読（文献 4 を一部改変）
視野の中央の凝視点をまっすぐに見ているとき，左視野にある視覚情報は右半球，右視野にある視覚情報
は左半球に送られ，処理される（a）．脳梁損傷患者では，半球間の離断により，右半球での処理の結果を
左半球の言語野に伝達できないため，左視野に呈示された単語を音読できなくなる（b）．しかし，音読は
できないものの，右半球のみである程度の言語理解が可能であるので，左視野に呈示された単語が示す物
品を，右半球が支配する左手で選ぶことができる（c）．

される．機序は左視野の失読の場合と同様で，脳梁損傷により，右半球での視覚
処理の結果を対側の言語野に伝達できないため生じる．③左手の触覚性呼称障害：
手元が見えない状態で，対象を右手で触ると呼称できるが，左手で触ると呼称で
きなくなる．皮質下の経路を経て，左手から右半球に送られた触覚情報に対する
処理の結果を，脳梁損傷により，対側の言語野に伝達できないため生じる．④左
手の失書：右手では書字が可能であるのに，左手では書字が障害される．左半球
の書字中枢から送られた書字情報が，脳梁損傷により，左手を支配する右半球運
動野に伝達されないため生じる（〈e〉2.7.1）．⑤脳梁失行：右手では慣習的な動作
（OK サインをするなど）が可能であるのに対し，左手ではそうした動作ができ
なくなる．脳梁損傷により，左半球の行為の中枢から送られた動作に関する情報
が左手を支配する右半球運動野に伝達されないため生じる（〈e〉2.7.2）．

　なお，左視野の失読に関して，脳梁損傷患者が左視野に呈示された文字を音読
できないものの，左視野に呈示された単語（例：NUT）が示す物品を複数のな
かから正しく選択したり（図 2.7.2c），左視野に呈示された簡単な教示文に従う
ことができることが報告されている[3,5]．このことから，右半球においても，言
語理解がある程度可能であることがわかる．

c. 右半球への側性化に伴う症状（右の一側性症状）

　右半球に側性化された認知機能が要求される課題で，脳梁損傷に伴う半球間の
離断により右の一側性症状が出現する．代表的なのが右手の構成障害で，脳梁損
傷患者では，模写課題やウェクスラー式知能検査の積木模様などの構成課題にお
いて，右手による遂行が左手による遂行と比べて困難になる（〈e〉2.7.3）．構成課
題の遂行に不可欠な個々の部分要素の全体への体制化は右半球優位の認知機能で
あり，右半球損傷患者では，構成課題を遂行する際に対象の全体的形態が崩壊す
る特徴的な症状があらわれる[6]．これと同様に，脳梁損傷では，右手（左半球）
を使用して構成課題をおこなう場合は，半球間の離断によって右半球機能を利用
できなくなるので，遂行が難しくなると考えられる．

d. エイリアンハンド症候群（他人の手兆候）

　脳梁損傷後に，片方の手は意図的に動かせるのに，もう片方の手は自身の思う
ように動かせない症状がしばしば出現する．これはエイリアンハンド症候群
（alien hand syndrome）または他人の手兆候と呼ばれ，右利き者においては，左
手に問題が生じることが多い．症候名が示すように，左手を他者の手のように感

じるという非所属感を訴える患者もいる[7]. このうち, 拮抗失行 (diagonistic dyspraxia) では, 片方の手は目的に沿って意図的に動かせるが, もう片方の手がそれとは正反対の動きをする. たとえば, 右手でシャツのボタンをかけようとしているのに, 左手で同時にそれを外そうとして両手の間で葛藤が生じ, 動作がうまく遂行できなくなる. 正反対の動きでなくても, 両手でおこなう動作の際に, 左手が右手と無関係な動きをしたり, 一時的に左手を動かせなくなるなど, 左手が目的に対して非協力的にふるまう場合も拮抗失行に含まれる[8]. これらの症状の発現には, 脳梁失行と同様に, 行為の中枢がある左半球から送られる動作に関する情報の半球間の離断が関与していると考えられている[9]. エイリアンハンド症候群では, 急性期を過ぎるとほとんどのケースで症状が消失するが, 脳梁損傷に加え, 前頭葉の内側部に損傷があると, 慢性期にも症状が持続する[3].

2.7.3　脳梁損傷患者における意識の統一性

　脳梁損傷は, 私たちの「心」を司る左右の大脳皮質間の相互的なコミュニケーションを阻害する. このことは, 脳梁損傷患者では, 1つの身体に, 「右半球の心」と「左半球の心」が, それぞれ分離した状態で存在していることを意味するのだろうか？　たしかに, 脳梁損傷患者のなかには, あたかも, 患者の身体のなかに2つの心がやどっているかのような不思議な症状を示す者がいる. たとえば, 分離脳患者は, 左視野に呈示された言語刺激や視覚対象について, 左半球では「見えない」と言いつつ, 右半球が支配する左手で呈示された対象を描画したり, 図2.7.2で示したように, 複数のなかから同じ対象を選択することがある[10, 11]. また, 先のエイリアンハンド症候群では, 片方の手が患者の意志に反してふるまい, 葛藤状態が生み出される. しかし, それにもかかわらず, 脳梁損傷患者は, 私たちと同じように連続した単一の意識を保持しているとされる[11, 12]. 2つの大脳半球が切り離され, 全体としての脳のバランスが崩れた状態で, なぜ, 患者は統一した意識を維持できるのだろうか？　これについては, 左半球が私たちの一貫した意識を構築するという説明や[12], 左右の大脳半球が独立した意識をもち, 状況に合わせてそれを切り替えながら, 意識の連続性を保つという説明など[13], さまざまな理論が提唱され, 活発に議論されている. 脳梁損傷患者が示す多彩な症状は, 左右の大脳半球機能の特徴や, 健常な脳におけるそれらの相互作用についての理解に寄与するだけでなく, 心理学にとって重要なテーマである意識の統一性や自

己同一性の実現にかかわる神経基盤について貴重な手掛かりを与えてくれる.

〔柴崎光世〕

文 献

1) Pinel, J. P. J. (2009). *Biopsychology*. 7th ed. Pearson Education.

2) 萬年 甫・原 一之 (1994). 脳解剖学 南江堂.

3) Zaidel, E., et al. (2003). The callosal syndromes. In K. M. Heilman & E. Valenstein (Eds.), *Clinical Neuropsychology*. 4th ed. Oxford University Press. pp.347-403.

4) Nolen-Hoeksema, S., et al. (2009). *Atkinson & Hilgard's introduction to psychology*. 15th ed. Wadsworth Cengage Learning.

5) Gazzaniga, M. S. (1983). *American Psychologist*, **38**, 525-537.

6) Kaplan, E. (1988). A process approach to neuropsychological assessment. In Boll, T. & Bryant, B. K. (eds.), *Clinical neuropsychology and brain function: Research, measurement, and practice*. American Psychological Association. pp.127-167.

7) Biran, I., et al. (2006) *Cognitive Neuropsychology*, **23**, 563-582.

8) Tanaka, Y., et al. (1996). *Brain*, **119**, 859-873.

9) Della Sala, S., et al. (1991). *Neuropsychologia*, **29**, 113-117.

10) Sperry, R. W. (1968). *American Psychologist*, **23**, 723-733.

11) Wolman, D. (2012). *Nature*, **483**, 260-263.

12) Gazzaniga, M. S. (1989). *Science*, **245**, 947-952.

13) Bayne, T. (2008). *The Journal of Philosophy*, **105**, 277-300.

コラム 2.1 ｜ 処理速度の低下

　臨床現場において，「できるだけ早く」と指示されているにもかかわらず，マイペースに課題を遂行したり，問いかけに対する反応があまりにも遅かったり，リハビリの予定時刻が近づいてもそれに向けて迅速に準備できなかったりするケースに遭遇することは少なくない．そして，このようなケースでは多くの場合，処理速度の低下が指摘される．

　処理速度の低下は，とくに中等度から重度の脳外傷で多くみられ，局所的な損傷のみならず，びまん性軸索損傷や，脳梁，帯状束，白質などの広範囲な神経接続の損傷において生じる[1]．また，事故後数年たっても観察される問題であり[2]，筆者が遭遇した症例では，事故後数年が経過した重度の脳外傷患者が，40分間のリハビリの中でリハビリに必要なノートや筆記用具を鞄から出すのに10分以上，終了時にそれらを片づけるのに10分以上かかっていた．

　読者の皆さんがすでにご存じのように，処理速度は知能検査であるWAIS-IV や WISC-IV に含まれる指標の1つであり，数値に対応する符号を記入したり，いくつかの記号の中にターゲットとされる記号があるかないかを判断する課題によって評価される．そしてこれらからは，単純な視覚情報を処理する能力だけでなく，視覚性短期記憶や注意，視覚−運動の協応などの能力が測定される[3]．したがって，処理速度といってもそれには複数の能力の評価が含まれるのである．

　また，処理速度には単純な処理速度と複雑な処理速度があり，それらは別々の課題で評価されるべきだとする指摘もあるほか[4]，処理段階ごとの低下の違いが示唆されている．処理段階を刺激の識別段階と意思決定・反応選択段階の2つに分けた際，受傷から1年未満の急性期では両段階での低下が示される一方で，1年以上の慢性期では意思決定・反応選択段階のみで低下することが認められている[2]．

　では，処理速度はどのような能力を反映し，その評価として妥当性の高い課題は何なのであろうか．処理速度は，認知課題を完了するために必要な実行時間あるいは限られた時間の中で完了できる仕事の量に反映される[3]．そしてこれまでの研究から，より適切な課題として反応時間課題が頻繁に使用されている．反応時間課題は基本的に，単純反応課題と選択反応課題の2つに大別できる[5]．単純反応課題は，光が提示されたらボタンを押す

など，単一の刺激に対して単一の反応を行う．選択反応課題は，たとえば1～9までの数字が提示され7のときだけ反応するなど，複数の刺激が提示されるが特定の刺激のみに反応することを求める．選択反応課題は，左右に向いた矢印が提示され，それと一致する矢印キーを押すなど，刺激に応じて決められた反応を行うものである．単純反応課題と弁別反応課題と類似の課題としては，標準注意検査法の中にあるContinuous Performance Testの反応時間課題やX課題があるが，これらは注意の維持機能を評価するものとして用いられており，処理速度を評価するものではない．

　処理速度の指標として反応時間課題を用いる試みは現在も続けられており，標準化された方法が待たれるところである．また，処理速度とほかの認知機能の相互関連性についても今後の研究成果が待望される．しかしながら，臨床現場で評価に携わる者としては，いわゆる処理速度として評価されたものにはさまざまな認知機能の低下が含まれており，何が問題なのかについてはほかの神経心理学的検査の結果を照らし合わせながら慎重に判断しなければならないことに留意する必要がある．そして，処理速度の低下は運転や職場復帰などの予後の予測因子となりうることが指摘されており，現在ではその改善に代償手段や環境調整が効果的であることが示されている[2]．処理速度の純粋な正体やほかの認知機能との関連性が明らかになることで，リハビリテーションの手法にも伸展がみられていくだろう．

〔橋本優花里〕

文　献

1) 船山道隆（2020）．神経心理学, 36, 69-76.
2) Kinsella, G. J. (2013). Traumatic brain injury and processing speed. In J. Deluca & J. H. Kalmar (eds.) *Information processing speed in clinical populations*. Taylor & Francis.
3) 武田克彦・山下　光（編著）（2019）．神経心理検査ベーシック　中外医学社.
4) Martin, T. A. & Bush, S. S. (2013). Assessment tools and research methods for human information processing speed. In J. Deluca & J. H. Kalmar (eds.) *Information processing speed in clinical populations*. Taylor & Francis.
5) 綾部早穂・他（2019）．心理学，認知・行動科学のための反応時間ハンドブック　勁草書房.

コラム 2.2 ｜ 遂 行 機 能

　遂行機能（executive function）とは，個人が目標達成に向けて行動するために必要な認知機能群のことで，レザック（Lezak, M. D.）によって初めて詳細に記述された[1]．レザックによれば，遂行機能は，① 目標の設定，② 計画の立案（プランニング），③ 計画の実行，④ ①～③の各機能の効果的な遂行，の 4 つの機能領域から構成される．これらのすべてが，私たちが社会的に有益で，人格的に成熟した，自律的・創造的な社会人として活動するうえで不可欠となる．また，各機能領域には複数の認知機能の関与が想定されており，①については目的指向的な活動への動機づけ，自己の心理的・身体的側面や，自己と環境とのかかわりに関する気づき，②については将来に生じる変化の概念化，代替案の知覚（認知的構えの転換）と手順の選択，系統立った思考，衝動性の制御（反応抑制），③については複雑な行動系列の開始と維持および必要に応じての中止，複数の課題の同時並行的な実施，④についてはモニタリング，フィードバックの利用と行動修正，行動の強度やテンポといった行動の量的側面の自己調節がそれぞれ関係する[2]．

　現代心理学では，遂行機能は言語，記憶，対象認知などと並ぶ代表的な高次脳機能の 1 つとして定着しており，高次脳機能障害の臨床でも，遂行機能を標的とした神経心理学的評価や認知リハビリテーションが国内外で広く実施されている．ただ，上記に示したように，遂行機能は多数の認知機能を包含する複雑な概念であり，その適用の仕方や解釈について研究者間の一貫性があまり認められない．目的指向的な行為の実現を重視するレザックのオリジナルの考え方のほか，メタ認知機能を遂行機能の中核におくもの，決意の実行的側面を遂行機能の鍵概念とするもの，さらには，ワーキングメモリや展望的記憶を遂行機能に含めて解釈するものなど，遂行機能の捉え方が研究者によってまちまちである．他方，遂行機能障害は前頭葉損傷とのかかわりが深いことから，遂行機能は前頭葉機能とほぼ同義の用語として用いられることが多い．しかし遂行機能障害は，前頭葉損傷以外にも，アルツハイマー病，多発性硬化症といった神経疾患，統合失調症や双極性障害などの精神疾患において同様に観察される．遂行機能は心理学領域において提唱され，発展した概念であり，本来的には前頭葉との関連性を考慮した用語でないことに留意する必要がある[3]．〔柴崎光世〕

文　献

1) Lezak, M. D. (1982). The problem of assessing executive functions. International Journal of Psychology, l7, 281-297.

2) Lezak, M. D., etal. (2004). Neuropsychological assessment. 4th ed. Oxford University Press.

3) Stuss, D. T. (2007). New approaches to prefrontal lobe testing. In B. L. Miller, & J. L. Cummings (eds.), The human frontal lobes: Functions and disorders. The Guilford Press. pp.292-305.

コラム 2.3 ｜ 脳の損傷によって開花する才能

　図1に示した2つの作品は，前頭側頭型認知症のある女性患者によるものである（カラー版は〈e〉コラム2.3.1）．この患者は50歳ごろからアート教室に通い始める前までは，芸術的な訓練を受けたことがなかった．認知症の症状があらわれ始めたのは，彼女がアート教室に通いだしてからまもなくのことで，このころから社会的な場面で活動することが困難になり，ひきこもるようになる．これと逆行して，彼女の芸術的な才能は開花する．図1の上の作品は，彼女が55歳のときに，幼年時代に体験した情景を思い浮かべながら，初めて仕上げた作品である．初めての作品とは思えないほどの完成度をもつだけでなく，情感にあふれていて美しい．一方で，彼女の認知症は徐々に進行し，65歳ごろから抑制の欠けた行動が目立つようになる．食行動を抑えられないために体重は増え，失禁がみられるようになった．話しぶりでも抑制が欠け，同じ内容を繰り返し述べるようになった．しかし，この時期に描かれた作品（図1下）からは，認知症の進行による影響がほとんど感じられない[1]．

　これまで述べたように，脳に損傷を負うと，私たちの身体や心のはたらきにさまざまな障害があらわれる．他方，これとは対照的に，脳損傷の結果，予期せぬ芸術的才能が開花することがある．このような患者の多くは，左側頭葉の前方領域に損傷を有しており，この領域が脳損傷後に生じる芸術的技能の促進にかかわっていると考えられている[2,3]．また，カパー（Kapur, N.）によると，脳損傷後のこうした機能亢進に絡む神経メカニズムとして，皮質間の相互抑制の解除と，健常な神経システムによる障害さ

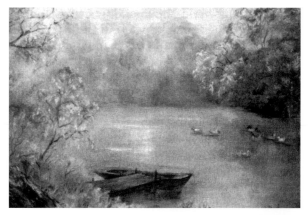

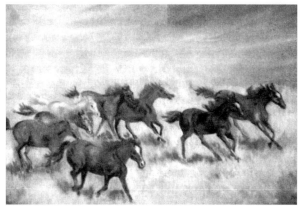

図1 前頭側頭型認知症患者の作品[1]
いずれも認知症発症後に患者が完成させた作品である
（カラー版はデジタル付録〈e〉コラム2.3.1を参照）.

れた認知機能の補償の2つが想定される[4]. ミラー（Miller, B. L.）らは，このうち，前者のメカニズムに着目し，健常な脳では，左側頭葉の前方領域が芸術的技能にかかわる脳領域（右半球やより後方の脳領域）の抑制に関与している可能性を指摘した. 彼らによれば，当該領域が損傷されると，芸術的技能に関連するこれらの脳領域への抑制が解けるため，優れた芸術的才能が思いがけず表出される[3]. 健常者の同じ脳領域を磁気刺激によって一時的に抑制した場合に，視覚的技能において同様の促進が認められることも報告されている[5].

　自閉スペクトラム症などの発達障害がありながら，芸術や数学，記憶といった特定の領域で卓越した能力を発揮する人々はサヴァン症候群（savant syndrome）と呼ばれる. 本コラムで紹介した症例は，後天的な脳損傷に由来してサヴァン的な能力を獲得するに

至った後天的サヴァンととらえることができる．サヴァン症候群において
も，後天的サヴァンの場合と同様に，皮質間の抑制や補償のメカニズムが
その発現に何らかの形で影響していると考えられるが[6]，その詳細は明ら
かでない．後天的サヴァンに関する研究は，不明な点の多いサヴァン症候
群の解明への糸口を与えるとともに，私たちの心が脳の領域間のいかにダ
イナミックな相互作用によって支えられているのかをあらためて教えてく
れる．

〔柴崎光世〕

文　献

1) Miller, B. L., et al. (1998). *Neurology*, 51, 978-982.

2) Midorikawa, A. & Kawamura, M. (2015). *Neurocase*, 21, 90-94.

3) Miller, B. L., et al. (2000). *British Journal of Psychiatry*, 176, 458-463.

4) Kapur, N. (1996). *Brain*, 119, 1775-1790.

5) Snyder, A., et al. (2003). *Journal of Integrative Neuroscience*, 2, 149-158.

6) Treffert, D. A. & Christensen, D. D. (2005). *Scientific American*, 293, 108-113.

3章
発達の過程で生じる高次脳機能の問題

3.1 神 経 発 達 症

　高次脳機能の問題は，病気や事故などにより後天的な脳損傷を負った患者だけでなく，脳機能の発達に何らかの問題を抱える子どもや成人においても頻繁に観察される．本節では，神経発達症の下位分類である限局性学習症，注意欠如多動症，自閉スペクトラム症の3つを取り上げ，これらで特徴的にみられる高次脳機能の問題について解説する．わが国では，上記3つを発達障害ということが多いが，DSM-5では発達障害という表記はなく，類似の診断名として神経発達症と表記されるため，本節でもそれを採用した．

3.1.1　限局性学習症（SLD）

a. 限局性学習症

　小学校に入学すると，子どもたちは教室での一斉授業での教科学習を初めて経験する．読み書き計算などの習得は個人差が大きく，すぐに覚える子ども，なかなか身につかない子どもなど千差万別である．そんななか，どれだけ時間をかけてもひらがなの文章をスムーズに読むことができない，漢字を含む文字の書字が綺麗に書けない/非常に時間がかかってしまうなどの特徴を示す子どもが存在している．保護者に状況を伝え生育歴を聴取しても，幼稚園・保育園などにも通っており，学習の遅れにつながるようなエピソードもない．本人や保護者の努力も感じられるのだが，明らかに学習の達成のスピードが周囲の児童よりも遅く改善される気配もない．また高校や大学などの高等教育機関では，レポートに挿入するグラフの罫線や折線が定規を使用しても真っ直ぐに引くことができず，何度も再提出を繰り返す学生が存在する．このような児童生徒の困難の基底には，認知・神経的な問題から起こる神経発達症の問題がかかわっている可能性が高い．神経

表 3.3.1　限局性学習症の診断基準（DSM-5）

以下のA～Dを満たすこと

A　学習や身につけた学習技術を使用することの困難（1～6の1つ以上の特徴が）が6か月以上続いていること.
（1）文字や文章を読む速度が遅く，読みが不正確
（2）読んでいる文章の内容理解に関する困難
（3）文字を正確に書くことの困難
（4）文章で表現することの困難
（5）数の概念と計算の困難
（6）数学的推論の困難
B　学習の問題が同年齢集団より顕著に低いこと. それが標準化された検査・テストで確認されていること.
C　学習の困難が学齢期にはじまっていること. ただし，その困難がある年齢まで隠れている可能性もある.
D　学習の困難が知的な障害，感覚器官の問題（視覚・聴覚の問題），教育環境の問題などでは説明できない.

発達症のなかでも学業達成に関する困難を顕著にあらわすものを限局性学習症と呼んでいる. 本項では限局性学習症の診断基準および状態像，そして脳神経学的な機序について紹介する.

b. 限局性学習症の診断基準

　限局性学習症（specific learning disorder, SLD）（旧：学習障害）とは，特定の学業的技能（たとえば，読み書き，計算など）の習得・使用に困難を示す神経発達症群の1つである. 1963年にアメリカの教育臨床家であるサミュエル・カーク（Kirk, Samuel A.）が，知的障害をもたない児童のなかに文章の読みにのみ困難を抱える者がいることを報告している. その後の研究から，読みだけでなく書字や計算，理論的推論などの領域で同様の困難をもつ児童が発見されていった. 限局性学習症は，その児童が難しさをあらわす領域に合わせて，読字障害，書字障害，計算障害と呼ばれることもある. 読字と書字の困難を併せもつ者のことは，古くから発達性読み書き障害（ディスレクシア：dyslexia）と呼ばれ報告されてきている. 表3.3.1にDSM-5における診断基準を示した.

　まず診断基準Aの下位カテゴリを中心に解説していく.

　（1）文字や文章を読む速度が遅く，読みが不正確

　この部分は文字を読む力の障害，つまり読字障害についての小項目である. 読

字障害と聞くと，「文字が読めない」障害であると考えるかもしれない．しかし，ほとんどの限局性学習症者は文字が読めないのではなく「素早く・正確に」読むことが困難なのである．つまり，流暢性（fluency）の困難であると考えられている[1]．読字障害の文字の見え方・とらえ方については，当事者からの語りからさまざまなエピソードとして報告されている．列挙すると，①字のパーツがくっついてしまい黒い塊のように見える，②文字を構成する線が二重・三重に見える，③文字が集まってしまいどこで区切ればよいのかわからないなどが頻繁に報告されている．読字障害の文字・文章の見え方を再現した教材をデジタル付録 ⟨e⟩ 3.1.1 に収録した．どのような困難をもつのか体験することで，限局性学習症の理解が深まるだろう．

(2) 読んでいる文章の内容理解に関する困難

この小項目は (1) に関連し，文字を読むことの遅さ・不正確さから，内容理解に困難を示すことを示している．日本での読字障害と文章理解に関する系統的な研究は少ないが，いくつかの教育実践研究で関連した臨床報告が成されている[2,3]．一部の研究では，説明文よりも物語文に困難を示すことが示唆されており，単純な文字や文章の読みの困難だけではなく，状況理解や情報の統合といったより高次な認知神経機能の問題が背景として存在している可能性も指摘されている[3]．

(3) 文字を正確に書くことの困難/(4) 文字で表現することの困難

(1)(2) は読字に関する困難であったが，(3)(4) は文字を書くこと，そして文字で表現することの困難を示した小項目である．診断基準には明記されていないが，文字以外にもまっすぐな直線が引けない，線に沿ってなぞり書きすることができない，絵などで大きさを揃えて描くことができないといった，筆記用具を使用する際に全般的な困難を示す場合もある．書字障害児者は，不正確な字形（図 3.3.1）や，文字を構成する部位のアンバランスさ（図 3.3.2），文字間の大きさの不均等（図 3.3.3）などを典型例とした独特の書字の困難さを表出する．どの特徴についても，一般的な教育でおこなわれているような方法（たとえば，見本を見ながら書き写して文字を学ぶ視写，何度も書いて覚える書写）では，正確な文字の表出が身につきにくいという点は共通している．つまり，一斉授業のような画一的な指導形態ではなく，本人のもつ特性に合わせた教材や教授方法が必要となるのである．

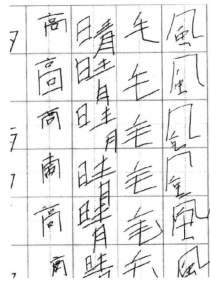

図 3.3.1　不正確な字形の例

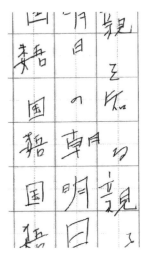

図 3.3.2　構成部位のアンバランスさ

(5) 数の概念と計算の困難/(6) 数学的推論の困難

　この2項目を合わせて算数障害，計算障害もしくは数関連障害と呼ぶことがある．私たちは数字を見たとき，そこに具体物の個数を見ることができる．そこから始まり，加減乗除についても，「物が加えられる」「物が取り払われる」「物の集まりがある」「物を分割する」といった数操作をイメージすることができる．計算障害をもつ者は，数字の大小（2と6の差）や比例（2の3倍が6），順序性（2と6のどちらが先か）などを直観的に理解することが難しいと考えられている[4]．限局性学習症のなかでも読字障害・書字障害は，脳損傷患者の臨床研究を基礎として多くの知見が得られている．しかし，算数障害は限局性学習症特有の問題を内包しており，障害の機序や研究の蓄積が不十分であることも指摘されている[5]．この点については，研究報告・実践報告の蓄積が課題であろう．

　基準Bは学習達成の難しさが教員や保護者といった大人の主観ではなく，客観的な指標でも明らかであることをさし示している．つまり，学校の定期試験の結果や大規模な学力調査での順位などで，学力の不振が確認できなければならない．

　基準Cは，学習の困難が学齢期にはじまっていること．ただし，その困難が

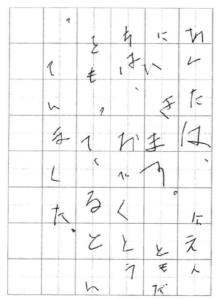

図 3.3.3　文字間の大きさの不均等

ある年齢まで隠れている可能性もある．

　学習の困難が発達期に起きていることも診断基準になっている．ある年齢まで特徴が顕著な学力の問題につながらないことは留意すべき点である．よく報告される事例としては，読字障害の特徴が中学校で本格的に始まる英語であらわれる場合などである．

　診断基準の最後 D は，学習達成の問題が身体的な障害や学習環境によって説明できないという点である．学習達成の問題はつねに学習の環境や経験と密接にかかわっている．限局性学習症は，一般的な学習機会が提供されていたにもかかわらず学習達成に問題を抱えるといった点で，環境の問題ではなく，また末梢神経の問題でも中枢神経系の生得的な問題から起きていると考えられる．

c.　限局性学習症の認知モデル

　限局性学習症が示す特異的な困難を説明するため，いくつかの認知モデルが提唱されている．読字障害については，二重経路カスケード型モデル（dual route cascaded model, DRC モデル）[6]やトライアングル・モデル[7]が存在する．それぞれを図 3.3.4 と図 3.3.5 に示した．二重経路カスケード型モデルでは，文字の形（綴り辞書：複雑な形を分解し蓄積・想起をおこなう働き）－文字の意味（意味シス

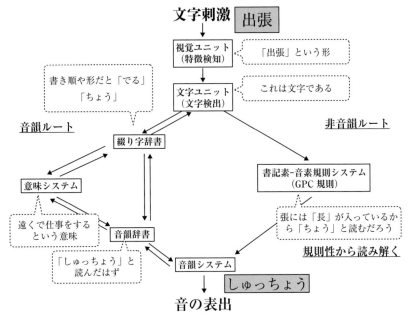

図3.3.4　二重経路カスケード型モデル（Caltheart ら（2002）を改変）

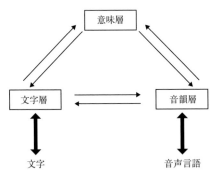

図3.3.5　トライアングル・モデル（Seidenberg ら（1989）を改変）

テム：文字と意味を結びつけて蓄積・再結合をおこなう働き）－読み方（音韻辞書：文字と音を関連づけて蓄積・想起をおこなう働き）がそれぞれ影響しあって貯蔵されている「音韻ルート」，そして文字の一部や配列といった形質と音の対応関係（たとえば，"見" が入っている漢字は "ken" と読むといった法則）である「非

音韻ルート」の2つのルートを仮定している．一方で，トライアングル・モデルでは，意味を司る「意味層」，形を司る「文字層」，音を司る「音韻層」がそれぞれを補う形で文字情報を保持し，想起する際には相互が影響して表出されると考えられている．どちらのモデルについても単純な1方向ではなく，複数の認知経路から文字の読みをおこなっているため，定形発達者は流暢性を保って読むことができるのである．

　書字障害については，言語性短期記憶モデル[7]で説明がされている．言語性短期記憶モデルでは，複雑な漢字を記憶する際には，視覚的分析力を含む視覚言語性短期記憶が漢字の書字に大きくかかわっていることが報告されている[8]．つまり，漢字の各部分を分解・再構成し，音韻情報（音読み・訓読みを含む音情報）とマッチングすることで，私たちは複雑な文字である漢字を理解し使用することができているのである．書字障害児がもつ言語性短期記憶の難しさを体験するために，〈e〉3.1.2 に擬似体験プログラムを掲載した．

d. 限局性学習症の脳神経学的特徴

　認知モデルの検証と合わせ，限局性学習症の脳神経学的機序についても研究報告が多数なされている．近年では fMRI や NIRS など脳の活性状況を画像化するニューロイメージング技術の発展により，実際の読み書きをおこないながら脳神経活動を探ることが可能となり，研究が飛躍的に進歩してきている．ニューロイメージングの研究では，定形発達者と限局性学習症者との間に，左側頭葉にある頭頂側頭移行部（音韻処理），側頭葉後下部（単語形態の認知），下前頭回（発音・音韻処理の補助）に活性状況に差があることがわかっている[9]．しかし，各国の言語形態（アルファベットのような半表音文字，ひらがなのような完全表音文字，漢字のような表意文字）によって使用される脳機能に違いがあることも指摘されており[10]，言語形態を考慮した研究知見の蓄積が求められている．

〔榎本拓哉・竹内康二〕

文　献

1) Chard, D.J., et al. (2002). *Journal of Learning Disabilities*, **35**, 386-406.
2) 石坂郁代（2011）．特殊教育学研究，**49**, 405-414.
3) 小野塚裕子・他（2010）．東京学芸大学紀要 総合教育科学系Ⅰ，**61**, 281-290.
4) 秋元有子（2017）．教育心理学研究，**65**, 106-119.
5) 熊谷恵子（1999）．特殊教育学研究，**37**, 97-106.

6) Coltheart M., et al. (2001). *Psychological Review*, **108**, 204-256.

7) Seidenberg, M.S. & McClelland, J.L.(1989). *Psychological Review*, **96**, 523-568.

8) 石井麻衣・他（2003）．LD 研究，**12**, 333-343.

9) Pugh, K.R., et al. (2000). *Mental Retarded Developmental Disabilities Research Review*, **6**, 207-213.

10) Tan, L.H., et al.(2005). *Human Brain Mapp*, **25**, 83-91.

3.1.2　注意欠如多動症（ADHD）

a. 落ち着きのない子ども

　Aくんは小学校3年生の男児である．活発な男の子であり，ユーモアのセンスもあるためクラスでは人気者である．校庭でサッカーやドッジボールを楽しむ姿をよくみかける生徒である．このようなAくんだが，授業中になると様子が一変する．自席からすぐに立ち歩き，周りの生徒にちょっかいをかける，挙手をせずにすぐに発言をするなど，授業中の不適切な行動が散見された．周囲の生徒から着席するように言われたり，静かにするように指摘されたりすると激昂し，周囲の生徒への強い暴言がみられた．またイライラしているときには直接的な暴力を振るうこともあった．テストなどクラス全体が静かに集中しているときでも，隣の生徒に話しかけるなど，つねに落ち着きがない様子をみせていた．そうと思えば，大事な話をしているときでも上の空で，忘れ物や紛失物が多く，本人に聞いてもどこにあるか覚えていないようなぼーっとした様子をみせることもあった．

b. 注意欠如多動症

　注意欠如多動症（attention deficit hyperactivity disorder, ADHD）（旧：注意欠陥多動性障害）とは，神経発達症群の1つのグループである．アメリカ神経医学会が発行する神経障害の診断と統計マニュアル第5版（Diagnostic and Statistical Manual of Mental Disorders 5th ed, DSM-5）において ADHD は，①不注意，多動性および衝動性の2つの症状が少なくとも6か月以上継続しており，②それが発達水準に不相応かつ社会的・学習的/職業的活動に直接悪影響を与えるほどである，この2つの基準から診断されている．ADHD が示す状態像の概要を図 3.1.6 に示す．ここでは ADHD に特徴的な不注意，多動性，衝動性について具体的に紹介する．

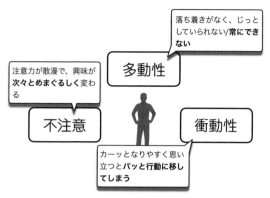

図 3.1.6 ADHD が示す状態像

c. 不 注 意

ADHD として第一にあげられる特徴は，不注意といわれる注意力に関する問題である．前述の A くんの事例では，「大事な話でも上の空になってしまう」「忘れ物や紛失物が多い」「ぼーっとした様子をみせる」などである．DSM-5 の診断基準では以下の（1）〜（9）の項目から構成されている．

（1）全体的な注意の問題

全体的な注意の問題でよくみられる行動特徴は，仕事や勉強などにおいて見落としや間違いをたくさん起こしてしまうことである．とくに処理しなければいけない情報が大量にある場合（たとえば，細かな表計算のセルに決められた数字を入力しなければいけないときなど）に顕著となる．

（2）注意の維持の問題

注意の維持の問題とは，集中しなければいけない場面で集中を持続することが難しいことをいう．読書や会議などで，すぐに上の空になってしまう，別のことをはじめてしまうなどは注意の維持の問題である．

（3）コミュニケーションでの注意の問題

注意力の問題は何かの課題への従事だけにみられるのではない．何気ない会話から議論まで，対人コミュニケーションにおいても注意力の問題は出現する．そのため，直接話しかけられたときにも話に集中できずに聞いていないようにみえることもある．

（4）不注意から起こる指示や約束の遵守の問題

不注意であるということは，本人が注意を向けなくてはいけない意識を向けて

いる場合でも注意や記憶に困難が生じる．つまり，大切な指示や約束だと十分に承知していたうえでも重要な締め切りを忘れてしまう，大切なことを放っておいて直前にあったことへ集中してしまうことなども起こる．

(5) プランニング（計画性）の問題

プランニングとは，物事を順序立てて効率よく処理していくことである．物事の優先順位がわかっていても，その優先順位に集中し続けることが難しく，結果的に作業が乱雑でまとまりがなくなることや，時間管理を失敗して締め切りを破ってしまったりするのである．

(6) 課題回避の問題

課題回避とは，精神的な努力が必要な課題を後回しにしてしまったり，過度に嫌ったり回避してしまったりする問題である．作業の難易度ではなく面倒と思ったことは簡単なものでも回避してしまうことが特徴である．

(7) 忘れ物・紛失物の問題

注意の問題をもつ場合，重要性の高いものでも失くしてしまい，失くしてしまったときの記憶もないことが多い．学齢期では学校の授業で使うものを忘れたり失くしたりすることがよく語られる．成人してからは，仕事上の重要な締め切りや約束などを忘れてしまうことから，信頼や責任の問題として表面化することが多い．

(8) 転導性の問題

1つの対象に注意を向け続けることが難しく，対象が目まぐるしく変わってしまうことを注意の転導性と呼んでいる．ADHDの特徴をもつ人は転導性が激しく，一般的には注意を奪われない落ちついた環境でも注意の維持に困難を示す．

(9) 日常ルーチンの実行の問題

日常的に繰り返し行う必要な行動がなかなか実行に移せないこと．例をあげると，家賃の振込を期日までに行う，メールの返信や電話の折り返しなどをするといった日常動作に困難を示すことである．

以上のように注意力の問題は，学習や仕事への従事といった課題達成に大きなハンディキャップとなる特徴である．そのため注意力の問題は学齢期だけではなく，社会的役割や責任が大きくなる青年期や成人期での不適応の要因となることが指摘されている[1]．〈e〉3.1.3は転導性の体験プログラムである．ADHD児者の問題を実際に体験できるであろう．

d. 多 動 性

じっとしていなければいけないときや場所とわかっていても，身体の動きを止めることができない症状を多動性と呼んでいる．Aくんの事例では，「授業中に自席から立ち歩く」「テスト中でもまわりの生徒に話しかける」などが多動性のエピソードとして当てはまる．一般的に成長とともに寛解しやすい特性といわれているが，学齢期初期には学力不振や規範の逸脱といった評価を受けやすく，ADHDの中核となる特徴の1つである．診断基準としては以下の5つによって定義されている．

(1) 手 足 の 運 動

必要のないときに手足をそわそわ動かす，集中している最中でも手いじりを止められなかったりするなどの特徴は，多動性を示す典型的なエピソードである．学齢期では授業中の手いたずら，着席中の過度な動きとして報告されることが多い．

(2) 離 席 の 問 題

授業中や行事の最中に自席から離れてしまうことが離席の問題である．着席時だけでなく，学校集会などでその場に留まっていなければいけないときに指示された場所から離れてしまうことも離席の問題の1つである．小学校ではよくみられるが，年齢を重ねるにつれて少なくなる特徴でもある．

(3) 危険な場所・ことを気にしない

この項目は，自動車が行き交う幹線道路，足場の不安定な高所など危険な場面でも走ってしまう，場合によってはもっと危ない場所へ向かってしまうことなどを指している．学齢期以前はこの特徴によって大きな怪我を負ってしまうことも報告される．

(4) 余暇活動時の興奮の問題

楽しい余暇活動は興奮を伴うものである．しかし図書館で本を読む，映画館で映画を見るなど，静かに楽しむことが求められる余暇活動も存在している．そのような活動中でも自分の興奮を抑えられずに動いてしまう/喋ってしまうときは多動性の問題があると推測される．

(5) 長時間じっとしていることの困難

レストランの食事や会議など，長時間じっとしていなければいけない場面で動きを止められないことも多動性の1つの側面である．じっとしていられないだけ

でなく，強い情緒的な反応（イライラする/そわそわする）をみせることもある．このような特徴があるため，周囲の人からは「落ち着かない人」との印象を受けることもある．

e. 衝 動 性

衝動性とは，ある目的を達成しようと行動する際，環境にある刺激（たとえば音や物の動きなど）の影響を強く受けてしまい，自分の行動を制御することが難しくなってしまう特徴をさすことばである．Aくんの事例では，「挙手をせずに発言する」や「生徒への暴言・暴力」などが衝動性の例である．衝動性は加齢でも変化しにくい特徴であり，ADHD の中核症状である可能性が示唆されている[2]．診断は以下の基準で判定される．

(1) 会話の抑制の問題

会話とはお互いに話し手/聞き手が入れ替わるといった相互作用を含むコミュニケーション形態である．衝動性の問題から相手の話を聞かずに自分の話を続けてしまうという特徴がみられる．

(2) 反応を待つことが難しいこと

社会生活では相手からの反応を待たなければいけない場面も少なくない．そのような場面でも行動を始めてしまうことは，衝動性のエピソードとして語られる行動である．学校などでは挙手せずに質問してしまう，対人コミュニケーションでは相手の発言が終わる前に話を重ねてしまうなどがよくみられる．

(3) 順番遵守の問題

衝動性の高さは「待つ」ということを非常に難しくする．その結果，順番を待たなければいけないときに，過剰にいらつく，列を守らないなどの行動がよく報告される．

(4) 他者への妨害

私たちは日常的に会話やゲーム，いろいろな活動を楽しんでいる．そのような活動中に，過剰な妨害（たとえば，相手に一方的な口出しをする，相手の使っているものを奪う・勝手に触るなど）をみせることは衝動性の典型的なエピソードである．

衝動性を評価する場合，以上のエピソードだけでなくストループ干渉を利用したストループ課題を利用することがある．ストループ干渉とは，不調和な色と単語の組み合わせ（たとえば，青インクで印刷された赤の単語）のインク色を命名

するのに比べて，不調和な色と単語の組み合わせ（たとえば，青インクで印刷された青の単語）のインク色を命名するのに多くの時間がかかるという事実をさしている．ストループ課題は，選択的注意力を測定するための一般的な神経心理学的検査として広く推奨されている．実際に ADHD 者にストループ課題を実施した Song and Hakoda[4]では，ADHD 者が順ストループ課題の作業時間において，定形発達者よりもより時間がかかることを報告している．発達臨床でもストループ課題を基とした簡便なスクリーニング教材が利用されている[3]．実際のストループ課題は 〈e〉3.1.4 を参照．

f. ADHD とその神経学的機序

　ADHD の神経生理学的な原因について，初期の研究から前頭葉の実行機能の問題に注目されている．実行機能とは，目的に合わせて自己の行動を制御する高次の認知機能である[5]．実行機能に何らかの障害があるため，ADHD の中核症状である衝動性の問題が生じていると考えられている（図 3.1.7）．近年では，ドパミンやノルエピネフリンなどの減少による報酬系システムの異常なども指摘されている[6]．しかし，いまだ原因となる脳機能について結論は出ていない．注意の問題についても同様に，前頭葉を中心とした実行的注意ネットワーク，持続的注意・選択的注意の問題との関連が指摘されている（注意機能の詳細は 2.2 節「注意の問題〜気づく脳〜」を参照）．

〔榎本拓哉・竹内康二〕

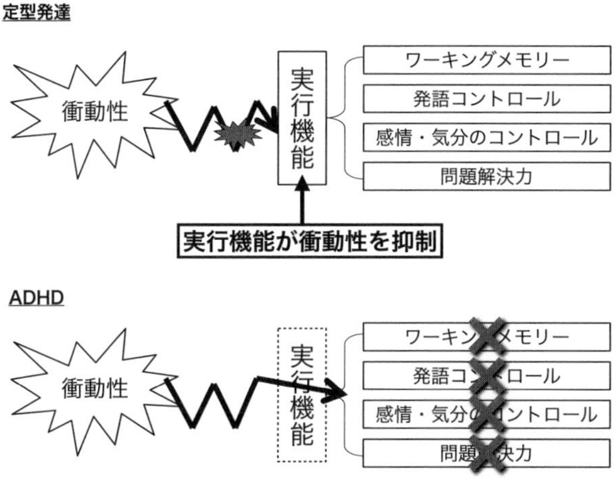

図 3.1.7　ADHD の衝動性

文　献

1）村上佳津美（2017）．心身医学，**57**, 27-38.

2）Sonuga-Barke, EJ. (2003). *Neuroscience & Biobehavioral Reviews*, **27**, 593-604.

3）安原昭博（2006）．臨床神経生理学，**34**, 152-159.

4）Song, Y. & Hakoda, Y. (2011). *Journal of Attention Disorders*, **15**, 499-505.

5）Schroeter, ML., et al. (2004). *Neuroimage*, **23**, 1317-1325.

6）McClure, SM., et al. (2004). *Science*, **306**, 503-507.

3.1.3　自閉スペクトラム症

a.　自閉スペクトラム症の概要

　自閉スペクトラム症（autism spectrum disorder, ASD）は，社会的コミュニケーションの障害と限定された反復的な行動様式を主な特徴とする神経発達症である[1]．米国のカナー（Kanner, L.）が 1943 年に最初の症例を報告して以降，自閉症は孤立型の対人関係と反復的行動，そしてことばの遅れを特徴とするものと考えられてきた．その後，受動型や積極・奇異型の対人関係を示すタイプや，オーストリアのアスペルガー（Asperger, H.）が報告したような流暢にことばを話すタイプの存在が知られるようになり，徐々に自閉症の概念は拡大していった[2]．現在では，自閉特性を濃淡のある連続的なものとしてとらえる観点から，その障害は ASD（スペクトラム≒連続体）として概念化されている．

　ASD の発症には遺伝要因の関与が確実視されている．ASD の有病率は約 1～2% であり，男女比については約 4：1 で男性に多い．ASD の生物学的基盤を示唆する知見はあるものの，現時点では ASD を高い精度で識別できるバイオマーカーはみつかっておらず，その診断は行動面の兆候に基づいておこなわれている[4]．

　ASD のある人は構造化された環境において力を発揮する．個人の適応を支える環境調整は主に応用行動分析学の枠組みに基づいておこなわれており，そのほかにも TEACCH（treatment and education of autistic and related communication handicapped children）や認知行動療法などの種々の支援プログラムが存在する（支援については 4 章を参照）．

b.　ASD の行動面における兆候

　ここでは，アメリカ精神医学会が発行する DSM-5 を参考に，ASD の社会的コミュニケーションと限定された反復的行動の 2 つについて概説する．なお，診

断に際しては，ここにあげる行動特徴があることで日々の生活に支障をきたしているかどうかが評価される．ASD 特性のあらわれ方が強かったとしても，生活機能に障害をきたしていなければその人は診断を必要としないかもしれない．ASD の診断は，個人の特性と社会的状況とがかけ合わさったものであることを理解しておく必要がある．

(1) 社会的コミュニケーションの障害

1) 相互の社会的・情緒的反応

相互の社会的・情緒的反応とは，他者への自発的なはたらきかけや他者からのはたらきかけに対する応答，模倣，感情の共有といった他者との相互的なやりとりをあらわす概念である．発達のマイルストーンに到達している子ども（以下，定型発達児とする）は，声を出して保護者に喜びを伝えたり，楽しかった出来事を親しい友人に話そうとしたりする．さらには，自分の体験だけではなく他者の感情についても適切に理解する．その一方で ASD のある人たちは，欲しいものや用件がない場合には他者に自発的にはたらきかけることが少ない．あるいは，初対面の他者に対していきなり個人的な話をしてしまうこともある．また，その時々の話題にあわせて他者と柔軟かつ継続的に会話することにも困難を示す．

2) 非言語的コミュニケーション

ここでの非言語的コミュニケーションとは，他者とやりとりする際に用いられるアイコンタクトや表情の変化，会話の抑揚，身振りのことである．定型発達児の場合，目の前にあるものと保護者の顔とを交互に見ながら喜びや驚きのような感情を共有しようとしたり，他者の視線や指さしの先にあるものを自分も注視したりする．これらは共同注意と呼ばれ，ことばの表出や理解と関連する発達初期の重要な行動であるが，ASD のある子どもではこの共同注意が成立しづらい．また，会話中ずっと相手を見つめ続けたり，状況を問わず笑みを浮かべたりするなど，獲得された非言語的コミュニケーションは大げさでパターン的なものになる傾向がある．非言語的コミュニケーションの統合は，成人した ASD のある人であっても難しい．たとえば，「笑顔ではあるが，抑揚の乏しい淡々とした話し方で視線も合わないために，どのような感情を共有しようとしているのかがわかりづらい」といったことが ASD のある人との会話中には起こりうる．

3) 対 人 関 係

ここでの対人関係とは，他者との関係を発展・維持させ，社会生活を送ること

ができているかどうかをさす．定型発達児・者は，話し相手によって敬語を使い分けたりするなど，社会的状況に合わせてコミュニケーション行動を分化させている．ASD のある人は，このような柔軟な行動調整を苦手としており，他者に関心を示さないか，示したとしても一方的な友情関係を求めたり，画一的な方法でつき合おうとしたりする．幼児期のごっこ遊びでは，頭の中にある台本通りにストーリーを展開させようとしてしまい，いっしょに遊ぶ人の想定外の動きに対して強く反発することがある（これは想像力の障害とも記述できる）．成人の場合，同僚に対するくだけた話し方を厳粛な雰囲気の会議中にしてしまったり，お世辞を字義通りに受け取ることで現在の関係性にそぐわない一方的好意を相手に向けてしまったりする．

(2) 限定された反復的な行動様式

1) 常同的・反復的行動

常同的・反復的行動には，手や指をパタパタと動かす衒奇的運動や物の反復的な使用，耳にした単語や音声のオウム返し（エコラリア）などがある．物の反復的な使用としては，たとえば，輪投げの輪っかを繰り返しコマのように回したり，車のおもちゃを一列に並べ続けたりするといったことがあげられる．エコラリアには，周囲の人が言ったことばを直ちに復唱する即時性のものと，テレビの CM や電車の車内放送などをそれらとは無関係の文脈で発話する遅延性のものがある．

2) 儀 式 的 行 動

儀式的行動は，同一性への固執や習慣を守ろうとするこだわり，変化への抵抗などといいあらわされる．具体的には，スケジュールの変更に伴う極度の苦痛の訴えや，ある活動から別の活動への切り替えの困難，いつもと異なる道順で帰宅しようとした際の癇癪，食べ物へのこだわり（偏食）などがあげられる．固執の対象はさまざまで，いつも自分が捨てているゴミを親が捨てたというだけで泣き叫ぶ子どももいれば，「東京タワーは何メートルですか」のように答えを知っている事柄について繰り返し質問する人もいる．ことばの発達とともに儀式的行動はルール化されることがある．ASD のある人のなかにはそのルールを 100% 達成しないと気が済まないといった感覚に陥ることで，周囲の人を巻き込みながら日常生活をいっそう困難なものにする人もいる．

3) 限定された興味

ASD のある人は，ある特定のものに対してきわめて強い興味を示すことがある．腕時計や昆虫，車のナンバープレートなど，興味の対象は人によってさまざまである．好きなことに没頭すると，保護者や友人に向けられる関心が相対的に少なくなる．また，質問されたこととは関係のない事柄について言及してしまい，会話がかみ合わなくなることもある．ただし，興味の対象の中には ASD のある人にとって貴重な余暇活動に発展するものもある．日常生活に支障をきたしていない場合は，この特徴を直ちに問題視する必要はないかもしれない．

4) 感覚過敏と感覚鈍麻

感覚過敏とは，感覚刺激に対する反応が過剰であることを意味する．たとえば聴覚過敏があると，多くの人が耐えられる音に対して苦痛を感じ，それに曝され続けることで精神的な疲労を蓄積させてしまうことがある．教室の中のリコーダーの音や公共の場における雑多な音など，さまざまな聴覚刺激が過敏の対象となる．そのほかにも，触覚過敏（例:服の素材や他者からの接触）や視覚過敏（例:蛍光灯の光),嗅覚過敏（例:プールの塩素のにおい）がある．一方の感覚鈍麻は，感覚刺激に対して鈍感であることを意味する．たとえば，歩いている最中に手をぶつけても痛がる素振りを示さなかったり，気温の低い日に半袖で出かけようとしたりするといったことがあげられる．感覚の異常は，それがあるために好きな活動にも参加しづらくなるなど，生活上の困難につながりやすい特徴といえる．

c. 臨床経過と併存の問題

ASD の障害特性は，行動面の兆候を評価することによって発達早期から明らかになる．幼少期に ASD の診断を受けた人は，成人後も社会的コミュニケーションの障害や感覚の異常などの困難を抱えることが多く[4]，その障害特性は一生涯にわたって持続する．その時々の環境に適応する方略を身につけることによって，ASD 特性は隠されることもあるが，その場合，就労や婚姻などの大きな節目に際して，ASD 特性が初めて気づかれるといったことが起こりうる．

ASD には知的能力障害や注意欠如多動症（3.1.2 項を参照）などのほかの神経発達症が併存しやすい．とくに知的能力障害の併存は古くから知られており，その重症度が高くなるにつれて ASD の行動様式も顕著になる傾向にある[5]．また，ASD の特性が強まるとメンタルヘルスの問題が生じやすくなることから[6]，うつ病や不安症，自殺などのリスクに対しても早期支援が求められる．

d.　ASD の認知心理学的説明

　ASD 特性は，行動・生物・認知の 3 つの水準から説明が試みられている．本項では，認知的水準における心の理論障害仮説と弱い中枢性統合仮説について紹介する．

(1)　心の理論障害仮説

　心の理論とは，自分とは異なる存在である他者の視点に立って，他者の精神状態（信念や意図など）を理解する機能のことである．心の理論の障害があると，相手の気持ちや考えを理解し，他者と適切な関係を築くことに困難が生じる．心の理論の発達を評価する方法の 1 つに誤信念課題があるが（デジタル付録〈e〉3.1.5 ～ 7 を参照），ASD のある子どもは定型発達児よりも，この課題に正解できる年齢が遅れる傾向にある[7]．また，ASD のある人のなかには誤信念課題に通過できる者もいるが，彼らは定型発達児・者とは異なる方略を用いて他者の精神状態を推測していることが示唆されている．

　心の理論障害仮説は，ASD の社会的コミュニケーションの特徴を比較的によく説明している．他者視点の取得を促進することを目的とした支援プログラムは数多く考案されており，実践への影響力も大きい．ただし，誤信念課題における失敗は後天的な脳損傷患者や統合失調症のある人でも認められており，ASD のある人に特異的な問題とはいえない（2.6 節を参照）．また，心の理論障害仮説に基づく研究の多くは ASD における能力の欠如に注目しており，このような観点は ASD 特性の強みをみえにくくしてしまう恐れがある．

(2)　弱い中枢性統合仮説

　弱い中枢性統合とは，ASD の認知バイアスをあらわすことばで，入力された情報の全体像ではなく細部に注目する傾向のことである．たとえば，図 3.1.8 のような全体と部分の形が異なる階層性のある刺激を見本として提示し，それに合うものを選択肢の中から選ばせると，ASD のある子どもは定型発達児よりも部分の形に基づいて選択しようとする[8]．これに類似した傾向はほかにも埋没図形テストなどの複数の課題で観察されており，網膜からの空間情報を伝える背側視覚経路の機能不全や[9]（〈e〉2.1.6 を参照），認知的構えの転換困難といった実行機能障害などとの関連が検討されている（2.6 節も参照）．

　弱い中枢性統合仮説は，ASD の限定された反復的行動を比較的によく説明している．この仮説では，ASD のある人は全体処理ができないのではなく，部分

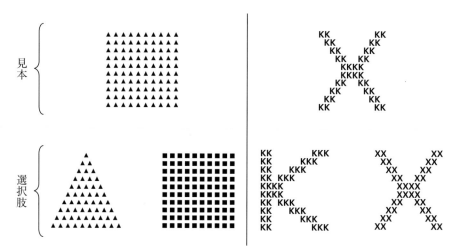

図 3.1.8 全体と部分の形が異なる階層性のある刺激の例（文献 8 を参考に作成）
この例の場合，上部に提示された見本に合うものを下部の選択肢の中から1つ選ばせると，定型発達児は全体の形に基づいて右側を選択するのに対し，ASD のある子どもは右側だけでなく部分の形に基づいて左側も選択する．

処理を偏好するあるいは部分処理に優れていると考える[10]．実際に，前述の課題（図 3.1.8）では，全体に注意を向けるように指示されると ASD のある子どもは定型発達児と同じように全体処理を試みることが報告されている．優れた部分処理はプログラムのデバッグや細かな描写の絵を描くといった作業においては強みとなりうることから，この特性を活かした（考慮した）支援を提供することが実践者には求められる．　　　　　　　　　　　　　　　　　〔塚本　匡・竹内康二〕

文　献

1) American Psychiatric Association (2013). *Diagnostic and statistical manual of mental disorders*. 5th ed. Arlington, American Psychiatric Publishing.
2) Happé, F. & Frith, U. (2020). *Journal of Child Psychology and Psychiatry*, **61**, 218–232.
3) Uddin, L. Q., et al. (2017). *Translational Psychiatry*, **7**, e1218.
4) Billstedt, E., et al. (2007). *Journal of Child Psychology and Psychiatry*, **48**, 1102–1110.
5) Wing, L. & Gould, J. (1979). *Journal of Autism and Developmental Disorders*, **9**, 11–29.
6) 森脇愛子・神尾陽子（2013）．自閉症スペクトラム研究，**10**, 11–17.
7) Baron-Cohen, S., et al. (1985). *Cognition*, **21**, 37–46.
8) Koldewyn, K., et al. (2013). *Journal of Autism and Developmental Disorders*, **43**, 2329–2340.
9) 片桐正敏（2014）．特殊教育学研究，**52**, 97–106.
10) Happé, F. & Frith, U. (2006). *Journal of Autism and Developmental Disorders*, **36**, 5–25.

3.2　認　知　症

　認知症とは，複数の認知機能が障害されるために，日常生活にさまざまな支障
をきたした状態，またはそのような状態を引き起こす病気の総称である[1]．認知
症は一般的に不可逆性に進行する治療困難な疾患であるが，慢性硬膜下血腫や正
常圧水頭症，甲状腺機能低下症，ビタミン B 群欠乏症などにおいてみられる認
知症状は適切な治療によって症状の改善が見込まれる．脳血管障害が原因となる
脳血管型認知症は新たな脳梗塞や脳出血を繰り返せば段階的に重度化するため，
血圧のコントロールなどの再発予防が重要となる．

　本節では現段階では回復や治癒ができないとされているアルツハイマー病，レ
ビー小体型認知症，前頭側頭葉変性症について解説する．これらの認知症は初期
の段階であれば薬物療法や認知リハビリテーションによって進行を緩やかにでき
ることや成年後見制度を含めた将来への備えを可能にすることができるため，早
期発見と早期治療が重要視されている[2,3]．

3.2.1　認 知 症 の 症 状

　認知症は 1 つの疾患単位ではなく症候群であるため，多彩な症状を包含するが，
それぞれの症状は中核症状と周辺症状（認知症の行動と心理症状）（behavioral
and psychological symptoms of dementia, BPSD）に分類すると理解しやすい．
中核症状とは，脳神経細胞がダメージを受けたことにより生じる認知機能障害で
ある．具体的には，記憶障害，見当識障害，判断力の低下，実行機能障害，失行，
失認，失語などがある．

　BPSD は中核症状を背景に周囲の環境や本人の性格などが誘因となりあらわれ
る症状である．具体的には，徘徊，暴力，攻撃的な言動などの行動症状や幻覚，
妄想，抑うつなどの精神・心理症状がある．さらに，BPSD の治療を念頭におい
た場合，徘徊，暴力，幻覚，妄想などを陽性症状，抑うつ，無気力，無関心など
を陰性症状に分類する．

　このような中核症状や BPSD は，一様にあらわれるわけではなく，認知症の
原因疾患や進行の程度により異なる．

3.2.2 さまざまな認知症

a. アルツハイマー病

アルツハイマー病は，認知症の原因疾患の約半数を占めているもっとも多い認知症である．

AD の初期症状としてもっとも多くみられるものは，エピソード記憶の障害（もの忘れ，2.3 節参照）である．しかし，進行すると「出来事があったこと自体を忘れる」ため，生活に支障をきたすようになる．記憶障害以外にみられる中核症状として，言語理解の低下，視空間認知障害などがあらわれることがある．本人はこのような記憶障害などに対して不安を感じたり，対外的な活動をやめてしまうことから，抑うつ，意欲減退といった周辺症状を示すことが多い．さらに，妄想や徘徊などが出現する場合もある．AD の症状が進行すると，失行や失認が顕著となり，リモコンの使い方がわからなくなる，靴下を片足に重ねて履くなどの行動があらわれる．最終的には大脳皮質の機能が広範に失われることによって表情がなくなり，声かけなどの刺激に対しても反応を示さなくなる．

b. レビー小体型認知症

レビー小体型認知症の特徴として，見えないはずのものが見えるといった幻視，頭が冴えているときと鈍いときの差が激しいといった認知機能の変動，小刻み歩行などのパーキンソン症状がある．さらに，嗜眠（よく眠る）状態に陥ることがあり，「活気がない状態」も DLB の特徴の 1 つである．進行するとパーキンソン症状による身体機能の低下から，寝たきりの状態となることが多い．

また，DLB は抗精神病薬に対する過敏性がしばしば認められることから，薬物使用には注意が必要である．

c. 前頭側頭葉変性症

前頭側頭葉変性症（frontotemporal lobar degeneration, FTLD）は，前頭葉および側頭葉に変性が目立つ認知症の総称であり，前頭側頭型認知症（frontotemporal dementia, FTD），意味性認知症（semantic dementia, SD），進行性非流暢性失語（progressive nonfluent aphasia, PNFA）を含んでいる[4]．そのほかの認知症と比べると発症年齢が早いといった特徴をもつ．

FTD の症状としては，初期には記憶障害などはみられず，むしろ状況に合わない身勝手な行動や万引きなどの反社会的な行動が目立つ．ほかにも，決まったスケジュールで生活するといった常同行動や，毎日同じものを食べるといったこ

だわりの強さがみられる．ほかの認知症と異なり BPSD が目立つため，認知症として認識されにくい．

　SD は，意味記憶の障害を中心とする語義失語やなじみの顔の同定ができなくなる相貌失認が目立つが，徐々に前頭側頭型認知症と同様の行動異常がみられる．PNFA は主として発話表出面における失語症状を呈する．

3.2.3　認知症の評価尺度

　認知症の診断をする際は，ほかの疾患を除外するために，問診，血液検査，頭部画像検査をおこなう．さらに，認知症の中核症状や BPSD を定量化するために神経心理学的検査を用いるが，使用目的により検査を使い分ける必要がある．認知症の評価尺度は多数存在するが，ここでは目的に従い，スクリーニング，認知症の重症度の評価，BPSD の評価のうち，それぞれ代表的なものを示す．

a. 認知症のスクリーニング検査

（1）改訂長谷川式簡易知能評価スケール（Hasegawa Dementia Scale, HDS-R）

　わが国におけるもっとも長い歴史をもつ認知症のスクリーニングであり，全般的な認知機能を簡便に評価できる．長谷川ら[5]によって開発されたものを加藤ら[6]が改訂した．HDS-R は，時間や場所の見当識，記銘，計算，語想起などの 9 つの項目から構成されており，すべて言語性の設問である．総得点は 30 点であり，点数が低いほど認知症が重度となる．障害ありとなしを区別するカットオフ値を 21/20 点とした際，AD や脳血管性認知症が含まれた認知症群と非認知症群を鑑別する感度は 0.90，特異度は 0.82 である．

（2）Mini-Mental State Examination（MMSE）

　MMSE は，原来，精神疾患のなかで認知障害を有する患者を検出することを目的として Folstein ら[7]によって考案され，次第に，神経疾患や内科疾患，認知症の認知機能検査として欧米で広く用いられるようになった．HDS-R に類似した言語性の設問に加え，文章や図形を書く動作性の設問があり，11 の項目から構成されている．総得点は 30 点である．日本語版 MMSE は研究者により訳出が異なり，カットオフ値も研究者によって若干異なる．森ら[8]はカットオフ値を 24/23 点としたとき，健常高齢者と認知症患者を鑑別する感度は 0.84，特異度は 0.93 であったと報告している．

b. 認知症の重症度の評価スケール

臨床認知症評価法（The Clinical Dementia Rating-Japanese, CDR-J）は Hughes[9] によって開発され，認知症の重症度の評価を目的とした国際的に広く使用されている観察式の評価尺度である．

記憶，見当識，判断や問題解決能力，社会生活，家庭生活や趣味，身の回りのケアの 6 項目についてそれぞれ正常から高度の障害まで 5 段階で評価し，これらの評価点を総合的に判断し認知症の重症度が導かれる．0 は正常，0.5 は認知症の疑い，1 は軽度認知症，2 は中等度認知症，3 は高度認知症と判定される．

c. BPSD の評価スケール

DBD（dementia behavior disturbance rating scale, DBD）は Baumgarten ら[10] により開発された認知症の行動障害スケールで，日本語版は溝口ら[11]により作成された．認知症高齢者にみられる 28 項目の行動障害に対する出現頻度について「まったくない」から「つねにある」の 5 段階で評価する．最高点は 112 点で，得点が高いほど行動障害の頻度が高いとされる．

3.2.4 認知症のケア—薬物療法・非薬物療法—

a. 薬 物 療 法

認知には種々の神経伝達物質が関与している．たとえば，AD は，記憶や学習などと関係が深いアセチルコリンという神経伝達物質の量が減少することによって発症するが，抗認知症薬のドネペジル塩酸塩（塩商品名：アリセプト）はこのアセチルコリンを分解する酵素の働きを抑制する効果がある．

また，BPSD については，便秘や不眠が原因で認知症症状が悪化することがあるため，薬物療法を導入する前には必ず身体症状の改善や生活環境の見直しが必須となるだろう．それでも改善されず，本人や介護者に苦痛をもたらす場合や危険が及ぶ場合は薬剤の使用を検討するが，現在の BPSD が陽性症状か陰性症状かを見極める必要がある．ドネペジルは，意欲が高まる効果があるため，BPSD のなかでも無気力や無関心といった陰性症状に対しては活動性が増えるなどの効果が期待できるが，徘徊や暴力などの陽性症状がすでに出現している場合は症状が悪化しかねない．したがって，現在の BPSD 症状を問診や評価スケールで把握したうえで慎重に薬剤を選択しなければならない．

b. 非薬物療法

非薬物療法には，回想法，音楽療法，芸術療法，学習療法，運動療法，園芸療法，動物療法，化粧療法等多数あり，主に認知機能の維持と改善，BPSD の改善と予防，日常生活の活性化を目的として使用される．

実施にあたっては認知症高齢者の能力に適するものを導入する必要がある．同時に，その人にとって親しみやすく，心地よさが感じられるものがよいだろう．現時点では，非薬物療法の実施方法や効果の評価については明確にされていない部分が多く，今後も実証的な研究が積み重ねられていくことが期待されている．

3.2.5　これからの認知症のケア―われわれができること―

認知症高齢者のケアに臨む際は，本節で示したように認知症の原因疾患や重症度によって症状がそれぞれ異なることを考慮しなければならない．さらに，薬物療法の作用と副作用の理解，その人らしさが引き出せるような非薬物療法を選択していくことが必要である．しかし，認知症高齢者へのかかわりとしてもっとも大切なのは，障害に着目するのではなく，人間的尊厳への配慮と感情への働きかけであることを忘れてはならない．認知症高齢者は症状が進行し，言語理解が難しくなったとしても相手の表情や雰囲気は敏感に感じとることができるため，叱責や非難は本人に悲しみや屈辱感を与える．さらに，快・不快といった感情および自尊心も保たれているため，これまで家族や社会を支えてきた功労者として敬意を払い，人間的尊厳を守り続けるのもわれわれの責務である．自分自身や自分の大切な人に置き換えて考えれば，どのようなかかわりがよいかは自然とみえてくるだろう．

また，認知症を正しく理解していない人は今も多く，それゆえに誤解や偏見を生むことがある．認知症高齢者が安心して暮らすことができ，介護者が追い詰められることのない社会を目指していかなければならない．そのためには，介護者の心的ケアに加え，認知症についての正しい知識の啓発が必要となる．さらに，介護保険制度の活用法など社会的サポート情報の提供といった統合的な支援も必要になるだろう．

〔光戸利奈〕

文 献

1) 奥村由美子（2011）．エピソードでつかむ老年心理学　大川一郎・他（編）　ミネルヴァ書房.

2) 朝田　隆（2008）．老年精神医学, **19**, 1062-1067.

3) 飯干紀代子・他（2009）．高次脳機能研究, **29**, 426-433.

4) The Lund and Manchester Groups (1994). *Journal of Neurology Neurosurgery and Psuchiatry*, **57** : 416-418.

5) 長谷川和夫・他（1974）．精神医学, **16**, 965-969.

6) 加藤伸司・他（1991）．老年精神医学雑誌, **2**, 1339-1347.

7) Folstein, M. F., et al. (1975). *Journal of Psychiatric Research*, **12**, 189-198.

8) 森　悦朗・他（1985）．神経心理学, **1**, 82-90.

9) Hughes, C. P., et al. (1982). *The Journal of Mental Science,* **140**, 566-572.

10) Baumgarten, M., et al. (1990). *Journal of the American Geriatrics Sociery*, **38**, 221-226.

11) 溝口　環・他（1993）．日本老年医学会雑誌, **30**, 835-840.

コラム 3.1　｜　吃音の脳内機序に関する最近の議論

　吃音（stuttering）は発達性吃音と後天性吃音（神経原性・心因性）に分かれるが，ここでは，発達性吃音を吃音とする．吃音の基本症状は，初頭音の繰り返し・引き伸ばし・阻止である．発症は初頭音の繰り返しから始まり，進行に伴い徐々に詰まって爆発的に声が出る難発（阻止）となる．吃音は，一般に発語が増える2歳から5歳にかけて始まり，発症率は5%，有症率は学齢児1%，成人期1%未満で自然治癒もある．女児の方が回復はよく，成人の男女比は4：1ともいわれる[1,2]．だが自然治癒に反し遷延的に重症化していく例も多い．吃音をもつ成人の4割が発吃への予期不安などから社交不安障害を有し[3]，さらに発達障害の併存18%，精神神経疾患の併存15%[4]，3割の成人吃音当事者に側音化構音障害が重複[5]，吃音をもつ児童の16%に早口症（cluttering）が重複[6]など，症状は複雑である．

　吃音の機序に関しては，家族性の症例から特定の遺伝子，とくに細胞内の異物の処理をおこなうリソソーム代謝を制御する遺伝子群の変異が報告されている[7]．さらに，自身の声を200ミリ秒遅らせて聞く"delayed auditory feedback, DAF"を用いると，吃音の繰り返し症状が改善することはかなり古くから知られている[8]．

　吃音当事者の脳機能の研究では左聴覚言語野の機能不全[9]，左脳に比べ右聴覚野の灰白質のボリュームが大きく，右脳が左脳を補っている可能性[10]，難治性の吃音児では，左運動野と補足運動野の皮質が薄い[11]，難治性の吃音児は流暢群と比較し，左上側頭回（superior temporal gyrus, STG）の活性が乏しく，右STGと第1次聴覚野の両側へシェル回（Heschel's gyrus, HG）では活性が大きいなどが報告されている[12]．3〜12歳の吃音児35人と流暢群43人について，長期にわたり，拡散テンソル画像（diffusion tensor imaging, DTI）を用いて神経線維を確認した研究では，吃音児では左頭頂・側頭葉の下部で言語聴覚野と言語運動野を結ぶ神経線維の弓状束（arcuate fasciculus）が流暢群に比べて少なかったと報告されている[13]．

　ここまでは，伝導失語の機序に似ているように思われる．われわれは，成人吃音当事者の聴覚の問題を疑い，聴性脳幹反応検査を行い左右の耳で聴覚伝導路の伝導速度を確認した．すると，クリック音聴取時のI–V波

間潜時（蝸牛から中脳下丘に至る速度）で，とくに中・重度吃音者では，流暢群に比べて右耳の潜時が遅いことが示された[14]．聴神経は交叉優位で右耳の情報は左脳へ至る．吃音では，高次の左言語聴覚野の機能以前に，脳幹以前の聴覚面でも問題があると考えられた．吃音とは，基本症状を中心とした複雑な症候群なのである．　　　　　　　　　　〔安崎文子〕

文　献

1) Guitar, B. (2006). *An Integrated Approach to Its Nature and Treatment.* 3rd ed, Lippincott Williams & Wilkins.（長澤泰子（監訳）(2007)．吃音の基礎と臨床 学苑社）

2) Ambrose, N.G., etal. (1997). *Journal of Speech Language Hearing Research,* 40, 567-580.

3) Blumgart, E., et al. (2010). *Journal of Fluency Disorder.* 35, 203-215.

4) 富里周太・他 (2016)．音声言語医学，57, 359-366.

5) 安崎文子・他 (2019)．音声言語医学，60, 52-61.

6) 宮本昌子 (2011)．音声言語医学 52, 322-328.

7) Kang, C., et al. (2010). *The New England Journal of Medicine,* 362, 677-685.

8) Soderberg, G.A. (1969). *Journal of Speech and Hearing Disorders,* 34, 20-29.

9) Sommer, M, et al. (2002). *Lancet,* 360, 380-383.

10) Kikuchi, Y., et al. (2011). *Neuroimage,* 55, 891-899.

11) Garnett, E.O., et al. (2018). *Brain,* 141, 2670-2684.

12) Chang, S., et al. (2009). *Neuroimage,* 49, 210-212.

13) Chow, H.M. & Chang, S. (2017). *Human Brain Mapping,* 38, 3345-3359.

14) 安崎文子・他 (2020)．コミュニケーション障害学，37, 81-89.

コラム 3.2 ｜ 認知症を見つけるツールとそれらの活用

　認知症の評価の一助として神経心理学的検査が活用される．とくに，Mini-Mental State Examination（MMSE）は認知症のスクリーニングとして国際的に広く用いられている．しかし，MMSE は初期段階の認知症や教育歴が高い高齢者の場合は，検査の得点がカットオフ値を上回ることが少なくない[1]．そのため，ほかの神経心理学的検査を併用することが望ましいとされている．とくにアルツハイマー病は，初期の段階から記憶障害があらわれるため，Wechsler memory scale-reised（WMS-R）を用い

ることで総合的な記憶の評価ができる．しかしながら，この検査をすべて
実施するには長時間を要するという問題や適応年齢の上限が 75 歳である
ため，それ以上の年齢の場合の検査結果の判定基準が定かではないといっ
た点が指摘されている[2]．さらに WMS-R には後の課題のために回答の誤
りを訂正する下位検査が含まれている．それによって，とくに認知症高齢
者の場合は不安や抑うつを喚起してしまう可能性が指摘されている[3]．

　近年では，神経心理学的検査すべてを実施せずとも，下位検査の一部を
用いて認知症を検出することを目的とした研究がいくつかある．さらに，
検査の総得点をみるだけでなく，どのように間違ったかを分析し，検査の
もつ意味を単一的ではなく，多面的に考えることで障害されている機能を
推測することができる[4]．

　たとえば，リバーミード行動記憶検査（rivermead behavioural memory
test, RBMT）の下位検査の１つである「物語課題」の成績や再生内容に
着目した研究が存在する．物語課題は，物語を読んで聞かせ，覚えている
内容をできるだけ多く再生させる検査である．物語の再生時期は対象者が
物語を聴いた直後に再生する直後再生と約 20 分後に再生する遅延再生が
あり，成績はそれぞれの時期において物語に含まれていた言葉の正再生数
の多さで評価される．アルツハイマー病患者は健常高齢者と比べ，直後再
生，遅延再生の両方において再生数が少なかった[5]．さらに，物語内容に
着目したところ，アルツハイマー病患者は，物語文のなかでも，「どこで」
「だれが」「何をした」といった必須補語や「結果どうなった」という結末
の部分の再生が顕著に少なかった[6]．このことから，アルツハイマー病患
者は物語課題の再生数が少なく，とくにそのなかでも「必須補語」や「結
末」が再生されにくいことが示された．

　神経心理学的検査の中の一部の下位検査を認知症のスクリーニングとし
て活用することは，検査全体を実施するよりも精度が低下するといったリ
スクを考慮する必要がある．しかし，短時間で実施可能であり，高齢患者
の負担が少なく検査が実施できるというメリットは大きい．さらに，検査
の成績だけに注目するのではなく，再生特徴を調べることで障害されてい
る機能や障害の特徴を推測することができる．このように，神経心理学的
検査は認知症か否かを調べるだけでなく，患者が感じている困難さやそれ
を支援するためにはどうすればいいかを考えるうえで有益な情報を与えて
くれる．今後も再生内容から得られた特徴をデータ化することで，障害の
理解や日々のケア，さらには高齢患者に対して抵抗感や嫌悪感を与えない

ような新しい認知症の評価の開発に役立てることができるだろう.

〔光戸利奈〕

文　献

1）Tombaugh, T. N. & McIntyre, N. J. (1992). *American Journal of Geriatric Psychiatry*, **40**, 922-935.

2）児玉（鏡）千稲・朝田　隆（2008）. 認知神経科学, **10**, 109-118.

3）小梅宏之（2015）. 神経心理学的アセスメント・ハンドブック　金剛出版.

4）河月　稔（2017）. 医学検査　**66**, 11-21.

5）谷　尚美・橋本優花里（2013）. 日本心理学会第 77 回大会発表論文抄録集, 737.

6）光戸利奈（2020）. アルツハイマー型認知症患者における物語課題の再生特徴 広島大学大学院教育学研究科博士論文.

4章
高次脳機能障害の評価と支援

4.1 高次脳機能障害の評価

　高次脳機能障害はよく "見えない障害" といわれるが，それは，身体機能に麻痺などの問題が残存しない場合，一見した限りでは症状を認識することが困難であり，周囲からの理解を得られにくいことにある．このほか高次脳機能障害に共通する特徴として，当事者である患者自身も障害に気づきにくいこと，さらには入院生活など支援された枠組みのある環境よりも通常の社会生活のなかで問題があらわれやすく，再適応に支障をきたすというものがある．また，損傷された脳の部位や範囲，障害の程度により症状は複雑化する．このように，みえにくく複雑化した障害を的確な評価によって顕在化させていくことが高次脳機能障害者への支援の始まりである．

　高次脳機能障害への支援には，医師，看護師，作業療法士，言語聴覚士，理学療法士，心理士，コーディネーターなどの多職種がかかわる．そのなかでも心理学の立場から介入，支援をおこなうのが心理士である．他職種に遅れながらも，平成30年「公認心理師」として心理士の国家資格化が実現した．また令和2年には日本神経心理学会と日本高次脳機能障害学会により「臨床神経心理士」という資格が創設され，資格取得に向けた取り組みがなされるなど，今後神経心理学の専門的知識を有する心理士への需要がさらに高まることが予想される．本節では，実際の臨床現場で高次脳機能障害者の支援に携わる心理士の視点から，高次脳機能障害の評価の実際と，現場で心理士に期待されることや必要なスキルなどについて概説したい．

4.1.1 神経心理学的アセスメントとは

　アセスメントとは，支援対象者の実態を理解・把握するため，さまざまな角度

から支援対象者に関する情報を集め，その結果を総合的に整理，解釈していく過程のことを言う．その中でも，神経心理学的アセスメント（neuropsychological assessment）とは，脳神経疾患や脳外傷，精神疾患，発達障害などによって高次脳機能の障害が疑われている対象者に対して，障害の有無と重症度を，面接，観察，検査，実験などを使用して客観的に評価する技法のことである[1]．以下，脳神経疾患や脳外傷に伴う高次脳機能障害を念頭に，内容をまとめてみる．

4.1.2 神経心理学的アセスメントの概要

　高次脳機能障害者への支援は医師をはじめ，看護師，理学療法士，作業療法士，言語聴覚士，心理士，コーディネーターなどの多職種がかかわるチーム医療により成り立つ．評価に際し，病院や施設によりそれぞれの職種が担う役割の詳細は異なると思われるが，一般的には作業療法士は身体機能面や日常生活動作に関する評価を，言語聴覚士は言語機能面を，理学療法士は身体機能面を，コーディネーターは本人や家族ら支援者へのニーズ調査や社会的背景情報，障害者手帳の有無など福祉サービスに関する聴き取りをおこなう．そのなかでも心理士は認知機能（知的機能，注意，記憶，遂行機能）に関する評価のみでなく，社会的行動障害や心理状態に関する評価もおこなう．

　高次脳機能障害に対する評価は，面接，観察，検査などを使用し，そこから得られた情報を，多面的かつ総合的に理解・解釈することでなされる．障害評価において重要なのは，障害された機能を浮き彫りにすることだけを目的とするのではなく，問題がない，つまり残存した機能についても明確にしなければならないことである[2]．なぜならば，リハビリテーションでは障害された機能を改善するのみでなく，残存した機能を使い，障害された機能を補償する．そのため，何ができないのかということのみでなく，何ができるのかということを把握することで，その後の効果的なリハビリテーションにつながる．

a. 事前の情報収集

　前医からの情報提供書やカルテから現病歴，成育歴，画像所見，既往歴，家族状況，服薬状況といった情報を収集し，整理する．そのほか，医学的情報のみでなく，成育歴や職歴，生活スタイル，病前性格などの一般的な情報に関しても把握しておく．このときに，CT や MRI などの画像所見で疾患名や損傷部位を把握し，残存する可能性のある障害について仮説を立てる．たとえば，前頭葉損傷

の場合，記憶障害や遂行機能障害があらわれる可能性や，感情コントロールの問題，固執性なども視野に入れておく．

b. 神経心理学的検査

　神経心理学的検査とは，脳の損傷や認知症などにより生じた高次脳機能の障害を評価，診断するための検査である．

　検査には標準化検査と非標準化検査の2種類があり，標準化された検査とは，検査問題，実施法，採点法，検査の解釈法をマニュアル化するとともに，妥当性や信頼性が統計的に確認された検査である[1]．高次脳機能障害に対する評価やリハビリテーションの発展に伴い，現在では初期評価で障害の全体像が把握できるよう標準化された基本的な検査バッテリーを組んでいる病院や施設が多いだろう．そして初期評価の結果をもとに，障害された領域に焦点を当て必要に応じ検査を追加していくのが一般的な流れである．その際，実際の臨床では標準化されていない検査を使用することも多い．なお，神経心理学的検査のみでは高次脳機能障害のすべての側面を定量的に評価することはできない[3]．そのため，患者本人や家族，また看護師らから患者の日常生活上の困難に関する聴き取りをおこなったうえで，検査の結果とあわせさらなる障害評価をおこなう必要がある．

　表4.1.1は，わが国の診療報酬点数早見表の「臨床心理・神経心理検査」のなかでも高次脳機能障害の評価で使用頻度の高いものを抜粋し，まとめたものである（2020年4月版）．診療報酬点数については，診療報酬の改定に合わせその都度最新の情報を確認する必要がある．なお，神経心理学的検査に関する詳細に関しては，Lezak（三村　将訳）などの専門書や，本書1章のデジタル付録（〈e〉1.2.12）もあわせて参考にされたい．

c. 観 察・面 接

　ある日突然に何らかの疾患により脳に損傷をきたしたがゆえに，身体機能や認知機能，情動機能の障害の残存に加え，患者は家族内や職場などでの役割や地位も変化しうる．患者一人一人障害の程度や質，性格，年齢，社会的状況などは異なり，障害に対する態度，受けとめ方，心理的な反応はさまざまである．どのような場面においても，患者そして家族の視点に立ち，患者の問題を患者や家族の立場から理解しようとする姿勢が重要であり，障害の背景にある患者の気持ちを考えながら，あたたかい支持的態度で接することがラポールの形成につながる．

　面接や観察では，カルテなどからは得られない患者の障害評価に関する貴重な

表 4.1.1　臨床心理・神経心理検査の診療報酬点数一覧

区別番号(コード)	分類と点数	該当する検査として記入されているもの
「D283」 発達および知能検査	1「操作が容易なもの」（検査および結果処理におおむね40分以上）：80点	フロスディック視知覚発達検査，コース立方体組み合わせテスト，レーヴン色彩マトリックス，JART（知的機能の簡易評価）
	2「操作が複雑なもの」（検査および結果処理におおむね1時間以上）：280点	田中ビネー知能検査V，WISC-R知能検査，WAIS-R成人知能検査（WAISを含む）
	3「操作と処理が極めて複雑なもの」（検査および結果処理に概ね1時間30分以上）：450点	WISC-Ⅲ知能検査，WISC-Ⅳ知能検査，WAIS-Ⅲ成人知能検査
「D285」 認知機能検査そのほかの心理検査	1：80点	CAS不安測定検査，SDSうつ性自己評価尺度，STAI状態特性不安検査，POMS（日本版Profile Assessment for Spontaneity），長谷川式認知症スケール（HDS-R），MMSE，前頭葉評価バッテリー，ストループテスト，MoCA-J
	2：280点	ベントン視覚記銘検査，三宅式記銘力検査，標準言語性対連語学習検査（S-PA），ベンダ-ゲシュタルトテスト，WCSTウィスコンシン・カード分類検査，遂行機能障害症候群の行動評価（BADS），リバーミード行動記憶検査（RBMT），Rey-Osterrieth Complex Figure Test（ROCFT）
	3：450点	標準失語症検査，標準高次動作性検査（SPTA），標準高次視知覚検査（VPTA），標準注意検査法・標準意欲評価法，WAB失語症検査，WMS-R，ADAS

情報が得られることが多い．たとえば，面接中，何度も同席した家族への振り返り行動がみられるような場合には，退行などの可能性も視野に入れる．その他，問題文を提示され，瞬時に「わかりません」との反応を繰り返すような場合，問題の回答がわからないことにより生じる反応とのみとらえるのではなく，聴覚的な把持力低下や，保続反応の可能性なども考える．患者の目線の動きや表情，態度などといった反応の様子や特徴的な応答例などを丁寧に観察し，その患者の状態に応じ臨機応変に質問の仕方やコミュニケーション態度を選択していくスキルが必要となる．

4.1.3　評価結果報告書の作成，評価結果の伝え方

　報告書を作成する際は，神経心理学的検査から得られた量的情報と，面接や観察などから得られた質的情報をすり合わせて考察し，作成する．専門用語の使用を控えることはもちろんのこと，誰のための，何のための報告書なのかを念頭におき，表現の仕方に留意しながら作成する．たとえば，復学を目標とする患者の場合，苦手な面や短所ばかりを羅列するのではなく，得意な面や長所などを見出し，そこから考えられる具体的な対応方法について，実際の学校場面を想定し，記述する．患者や家族らがとくに知りたいことは，検査結果を今後の生活にどのように役立て，障害とどのように向き合っていけばよいのか，という点である．患者や家族らに説明をおこなう前には，担当スタッフがそれぞれの評価結果をもち寄り，カンファレンスをおこない，その多方面から得た情報をもとに主治医が診断し，今後の治療方針を定める，というのが一般的な流れとなる．カンファレンスを通してチーム全体の方向性と，各職種が何を目標とするのかということについて情報共有がなされ，協調した対応が図られる．

　評価結果を説明する際には，家族やその他支援者をリハビリチームの一員として考え，積極的なかかわりを促すよう働きかける必要もある．評価結果の説明は家族ら支援者への心理教育の場であるとともに，本人への自己理解促進のための場ともなる．そのため，得られた評価結果が，日常生活場面においてどのような言動または問題行動などに置き換わっているのかについても具体的に説明することで，より障害に対する理解が深まるものと思われる．筆者のこれまでの臨床経験から，検査結果や後遺症について詳しい説明を今まで一度も受けたことがない，という患者や家族は実際多く存在する．その背景には，高次脳機能障害支援モデル事業をきっかけに高次脳機能障害への支援の充実が図られるようになったものの，依然，高次脳機能障害の社会的認知度の低さや，医療現場においても確立した支援を模索中である，という問題が存在する．

　患者や家族が障害に関する正しい知識や情報をもつことで，情報不足により生じる家族関係の悪化や将来への不安，介護負担などの軽減へと結びつく．しかし，一度の説明で障害に関する正しい情報や知識を得てもらうということは簡単なことではなく，われわれの技量が問われる場面でもある．そのときには特定非営利活動法人「日本脳外傷友の会」より発行されている，現場で効果のあった説明手法をまとめた説明テクニック集などが参考になる[4]．

　高次脳機能障害に対する支援は多職種がかかわるチーム医療で成り立つ．各職種がそれぞれの専門性を十分に発揮できる現場であることはもとより，チーム内で役割分担を明確にし，患者を中心に各職種が連携し，協働できる現場をつねに目指していく必要がある．そのためにも，日ごろから他職種と良好なコミュニケーションを心がけるべきである．

　最後に，高次脳機能障害者の支援に携わる心理士が身につけるべき知識として，認知機能の障害を考えるには，健常な認知機能とそのメカニズムに関する認知心理学的知識を念頭においたうえで，脳の器質的な損傷が健常な認知機能のどこに障害をもたらしたのかという神経心理学的理解が必要となる．さらに患者や家族らを心理的にサポートしていくことも重要であることから，臨床心理学の知識をもち，種々の心理療法に精通している必要もある．このように，心理士は，他職種や家族らと連携を図りながら，心理学のさまざまな領域の幅広い知識とスキルをもち，それを現場で生かせるよう努め，質の高い医療を提供すべく自己研鑽を続けなければならない．　　　　　　　　　　　　　　　　　　　　〔宗澤人和〕

文　献

1) 山下　光 (2019)．神経心理学的アセスメント入門　武田克彦・山下　光（編）神経心理検査ベーシック，中外医学社　pp.1-22.
2) 橋本優花里 (2008)．脳外傷・脳血管障害　鈴木伸一（編）医療心理学の新展開―チーム医療に活かす心理学の最前線―　北大路書房　pp.91-101.
3) 橋本優花里 (2006)．神経心理学的リハビリテーション　利島　保（編）脳神経心理学　朝倉書店　pp.173-185.
4) 阿部順子（編）(2014)．高次脳機能障害の方に上手に伝わる説明テクニック集　日本脳外傷友の会．

4.2　高次脳機能障害の支援

　前節では，高次脳機能障害の評価について説明し，適切な評価が効果的な支援につながることを強調した．高次脳機能障害の支援においては，障害された認知機能の回復や代償のみならず，行動障害への対応や心理的症状の改善，さらには

当事者を支える家族をはじめとした周囲の支援者へのケアも必要になる．本節ではこれらの視点を踏まえ，高次脳機能障害を多角的に支援していく方法について説明する．

4.2.1　認知リハビリテーション

　高次脳機能障害に対するリハビリテーションを認知リハビリテーションと呼び，その歴史は，欧米のリハビリテーション医学の分野において，1970年代に始まった[1]．わが国においては，1990年代後半から徐々に関心が高まり[2]，2001年から始まった厚生労働省の高次脳機能障害支援モデル事業によって実態が明らかになったことで，診断基準や標準的訓練プログラムが取りまとめられ，支援の充実が図られた．かつては認知機能の改善や代償手段の獲得を含めたものが主流であったが，現在では，障害認識や心理症状の改善，障害への理解を促す心理教育，家族支援までその適用範囲が広がっている．

　このような広範な内容を扱う認知リハビリテーションであるが，心理士としていかに取り組むべきなのであろうか．高次脳機能障害は中途障害であるがゆえに，認知機能等の回復を目指すだけでなく，障害を抱えながら生活を再構成し，社会参加を支援するという視点が重要になる[3]．そのためには，心理学のさまざまな分野の知見を駆使しながら支援に臨まなければならない．認知リハビリテーションの具体的な手法については専門書に譲るとして，本節では，とくに心理士として認知リハビリテーションを行う際に必要な知識や心構えを整理する．

4.2.2　認知リハビリテーションの実際

a. チームとしての認知リハビリテーション

　認知リハビリテーションの基本的な流れはデジタル付録〈e〉4.2.1に示した．認知リハビリテーションをおこなうのは心理士のみではない．看護師，作業療法士，言語聴覚士などとともにチームによるアプローチをおこなう．

　認知リハビリテーションの実施においては，事前のアセスメントを経て，チームとして目標を設定しつつ，各専門職において担う内容を決定する．そして，決定された目標と選択された方法に沿ってリハビリテーションを実施し，効果の検証をおこないつつ，必要に応じて方法の変更や修正をしながら進めていく．リハビリテーションが一定の期間経過した後には効果を評価し，それに基づいて再度

目標を設定してリハビリテーションを進めていく場合もあれば，転院や自宅への退院，さらには社会参加や社会復帰を視野に入れた支援をしていく場合もある．

b. 心理士が担う認知リハビリテーション

認知リハビリテーションにおいて心理士が担う役割は所属施設の体制によって異なると考えられるが，主に認知機能の評価，認知的アプローチ，心理的アプローチ，環境へのアプローチに分類することができるだろう[4]．以下，認知的アプローチと心理的アプローチにおいて必要な心理学の様々な専門的知識やスキルについてまとめていく．なお，環境へのアプローチは4.2.6項を参照していただきたい．

(1) 認知的アプローチ

認知的アプローチは，損傷した脳組織に対する再建（復元）と再組織化（代償）の2つの回復メカニズムに基づいておこなわれる．注意機能改善のために視覚的探索課題を実施するような認知機能回復のための訓練は前者に，記憶障害を補うためにメモリーノートを導入するような代償手段獲得の支援は後者による方法である[5]．

認知的アプローチは発症からの時期によって各手法の効果のあらわれ方が異なる．急性期から回復期までは，認知機能の自然回復とともに認知機能を回復するための訓練によるリハビリテーションの効果も期待できる．一方，発症から時間が経つほど，回復訓練よりも代償手段を獲得する支援が有効になる[5]．ただし，筆者の経験上，発症から十数年が経過し，それまでとくに認知リハビリテーションを受けていなかったケースにおいて，回復訓練が有効であったこともある．したがって，患者の状態に応じた手法の選択と，その効果についてのモニタリングとチェック，そして必要に応じた柔軟な手法の改善や修正が重要となる．

(2) 心理的アプローチ

認知リハビリテーションの場面では，障害された認知機能へのアプローチを維持しつつ，心理的なアプローチも欠かせない．心理的なアプローチには教育心理学的視点や臨床心理学的視点が重要になる．ここでは心理的なアプローチの対象となる問題として，動機づけ，障害認識，うつや不安，イライラ感といった心理症状を取り上げ，それぞれについて概説する．

1) 動 機 づ け

前頭葉損傷による意欲や自発性の低下はもちろんのこと，認知機能の低下がみ

られる患者であっても「家にいるだけだからリハビリテーションは必要ない」「年だからやっても同じ」などと，リハビリテーションに前向きになれない当事者に出会うことがしばしばある．このような動機づけの低下は，リハビリテーションへの主体的・能動的な参加を阻むほか，リハビリテーションそのものの効果の低減や代償手段の導入の失敗につながる[6]．

　当事者の動機づけが低いとき，「当事者の意欲がないからリハビリが進まない」という声がリハビリテーションスタッフからあがることがあるが，実際には意欲がないのではなく，われわれが当事者の意欲を引き出せていない，すなわち当事者をリハビリテーションへと動機づけることができていないのである．それでは，どのようにすれば動機づけることができるのか．認知リハビリテーションでは，もともとできていたことを再獲得したり，新たなスキルを身につけたり，障害を抱えつつもよりよく生きるために障害について理解していくことを支援するため，一種の学習場面と考えることができる．学習者をどう学びに動機づけるかについては教育心理学の領域でさまざまな示唆が得られている．たとえば，動機づけにおける期待価値理論によれば，学習者が学習目標におく「価値」と，その目標を達成できるという「期待」によって学習者の動機づけは高まり，目的の達成に向けて方向づけられると考える．したがって当事者が与えられたリハビリテーション課題を意味があり，価値のあるものであると認識することが動機づけにつながるといえる．しかしながら，価値や意味は，誰かに与えられるものではない．本人がそれらを自ら発見する必要がある[7]．臨床での検査やリハビリテーションの課題実施場面では，「これが何の役に立つのですか」と当事者から問われることがある．もちろん，検査や課題がどういうもので，何を目的としたものかを伝える必要はあるが，その意味や価値づけはわれわれがおこなうものではない．われわれがするべきことは，そこでおこなわれていることが自分にとってどのような価値があるのか，どうすれば自分の生活に関連づけるのかなど，当事者が主体的に考えることができるよう導いていくことである．

　また，動機づけ面接の手法も有効である．動機づけ面接は，アルコールの問題や薬物依存の治療のために開発され[8]，その後，種々の精神疾患や生活習慣病の治療へと適用が拡大されている．高次脳機能障害への適用も始まっており[9]，患者の問題のメカニズムの理解や障害の受容，そして現実的な目標設定に役立つほか，リハビリテーションへの積極的な関与も高めることが示唆されている[10]．

2) 障 害 認 識

　当事者においては明らかな難しさを経験していても，あるいは検査結果のフィードバックによって問題が明示されていても気づきが示されなかったり，難しさには気づいていても適切な対処をすることが困難なことも珍しくない．

　障害の認識は，クロッソン（Crosson, B.）らの3つの気づき[11]の段階にならって分けることができる．1つめは，障害を知り，理解する知的気づきの段階である．2つめは，体験と知識が結びつき，実感をもって障害を理解する体験的気づきの段階，そして最後は障害を知的にも体験的にも理解したうえで問題が起きないように予測して対処する予測的気づきの段階である[12]．もちろん，1つめの段階の前には，障害にまったく気づいていない段階が存在する．したがってそれぞれの段階に対して，障害に関する心理教育や，検査結果や訓練結果の適切かつ丁寧で継続的なフィードバック，そしてカウンセリングを組み合わせながら認識を個別に促していくことが重要となるほか，グループアプローチも有効である[12]．

3) 心 理 症 状

　抑うつ，不安，イライラや絶望感などの心理症状は，さまざまな経過をたどる．発症当初から自身の問題に気づいたことで心理症状を呈する場合もあるし，日々のリハビリテーションでは劇的な変化が感じられず，リハビリテーションの効果を疑ったり，イライラ感を示すことも少なくない．一方，認知的アプローチが進み，自身の障害について理解が深まってくるにつれ，障害に対する心理的問題が大きくなってくる場合も多々ある．病院のなかではみられなかった問題が，退院後，社会とのかかわりが増えるにつれて露呈し，周囲や本人が戸惑うといったことも珍しくない．また，受傷から1年以上経つと回復のスピードは鈍くなり，変化がみえにくくなる[13]．高齢になるほど年齢による認知機能の低下も相まって，より悪い方向に進んでいるようにみえることさえもある．そのことにより，心理的問題が顕著になり，憎悪するケースもある．

　以上のような心理的問題は，表出された問題と損傷部位の対応関係が必ずしも明確ではない．またその原因についても，脳の損傷による直接の結果として理解できるものもあれば，認知機能の障害による困難から二次的にもたらされていると考えられるもの，あるいは個人の生来の特性や環境の要因によるものなど多様に考えられ[14]，複数が絡み合って生じている場合も少なくない．心理的問題の原因が何なのかを考えることはその後の対応を見極めるうえで重要であるが，現在

の困りごとへの対処が最優先課題である．器質的損傷や本人の特性によるものに原因がある場合，その原因を取り除いたり，変えることは難しい．したがって，心理的問題の背景にあるものを探りつつ，当事者や周囲の困りごとにしっかり耳を傾け，その問題を解決するための方策を練る必要がある．

4.2.3　心理士に期待されること

　心理士としてリハビリテーションに携わる際には，心理学の特定の分野ではなく幅広い分野の知識とスキルが必要になる．当事者や周囲の方々の問題をより迅速にかつ適切に支援するためには，心理学のあらゆる分野にアンテナを張っておかなければならないし，章末のコラム 4.1「ICT を支援に活用する」にもあるように，心理学以外の分野にも目を向ける必要がある．心理士の皆さんにはまず，いろいろなことに興味をもち，学ぼうとする姿勢を心掛けていただきたい．

　冒頭で述べたように，高次脳機能障害の支援においては高次脳機能障害が中途障害であるがゆえに，認知機能等の回復を目指すだけでなく，障害を抱えながら環境に適応することを導いていく試みが重要になる．また，その挑戦は短期ではなく，長期にわたることも少なくないだろう．心理士は，傾聴すること，共感すること，そして寄り添うことを得意とする職種である[13]．また，さまざまな心理学を背景とする知識とスキルに基づく問題の分析と多角的なアプローチが可能な存在である．認知リハビリテーションにおいてもその力を十分に発揮し，当事者や家族の訴えに耳を傾けつつ，問題を分析し，よりよい方向へと動機づけ，当事者と家族のよき伴奏者としてニーズに沿った粘り強い支援を目指していただきたい．

〔橋本優花里〕

文　献

1) 本田哲三（2005）．高次脳機能障害のリハビリテーション—実践的アプローチ—　第 3 版　医学書院.
2) 鹿島晴雄・他（1999）．認知リハビリテーション　医学書院.
3) 中嶋義文・先崎　章（2017）．*Journal of Clinical Rehabilitation*, **26**, 1256-1260.
4) 阿部順子（2010）．総合リハビリテーション, **38**, 723-728.
5) 原　寛美（2019）．*The Japanese Journal of Rehabilitation Medicine*, **56**, 218-226.
6) 山口加代子（2011）地域リハビリテーション, **6**, 767-772.
7) Boser, U. (2017). *Learn better: Mastering the skills for success in life, business, and school, or how to become an expert in just about anything*. Rodale Books.（月谷真紀（訳）（2018）．

Learn Better―頭の使い方が変わり，学びが深まる6つのステップ　英治出版)

8) Miller, W. R. & Rollinick S. (2002). *Motivational Interviewing: Preparing people for change.* 2nd ed. Guilford Press. (松島義博・後藤　恵（訳）(2007)．動機づけ面接法―基礎・実践編　星和書店.

9) 橋本優花里・澤田　梢 (2018)．頭部外傷後の心理症状や社会的行動障害に対する介入―認知行動療法と動機づけ面接法について　日本高次脳機能障害学会教育・研修委員会（編）頭部外傷と高次脳機能障害　新興医学出版社，pp.195-207.

10) Medley, A. R. & Powell, T. (2010). *Neuropsychological Rehabilitation*, **20**, 481-508.

11) Crosson, B., et al. (1996). *Journal of Head Trauma Rehabilitation*, **4**, 46-54.

12) 長野友里 (2012)．高次脳機能研究，**32**, 82-85.

13) 先崎　章・菅野裕太郎 (2017)．*Journal of Clinical Rehabilitation*, **26**, 1244-1258.

14) 村井俊哉 (2009)．高次脳機能研究，**29**, 18-25.

4.2.4　応用行動分析学的アプローチ

a. 行動分析学と応用行動分析学

行動分析学（behavior analysis）とは，アメリカの心理学者スキナー（Skinner, B. F.）が創始した学問で，文字通り行動を分析する学問である．分析とは，行動に影響する環境変数（要因）を発見することを意味している．つまり，行動分析学とは，ある行動が生じる環境側の要因を明らかにする学問であるといえる．そして，行動分析学から得られた知見を，社会的に重要な行動の改善のために適用し，その効果を明らかにする学問体系をとくに応用行動分析学（applied behavior analysis, ABA）という．

ABA は障害者支援の分野においてこれまで大きな成果を上げてきた．それは，ABA のもつ特徴のいくつかが，障害者支援のニーズにぴたりと一致するからである．応用行動分析学の特徴とその利点について以下に整理する．

（1）行動に影響する要因として外的環境要因を重視

行動分析学は，行動の原因を考える際に，当人の能力や特質よりも当人をとりまく環境（環境には人からの働きかけが含まれる）をあえて重視することに特徴がある．もっと端的に誤解を恐れずにいうなら，行動の原因をその当人ではなく周りの人や環境に求めるという意味を含んでいる．このことは障害者支援においてはたいへん重要な視点となる．

障害者の支援で，障害者本人が適切にできないことの原因を本人の能力不足のせいにしても解決には近づかない．行動の原因を当人に求めるよりも，そのとき

の状況や周りの人の伝え方などを原因とする方が，それらを変えることで行動を
改善できるという観点につながる．問題を起こすたびにその人の個人攻撃をする
ことは避けねばならない．問題を引き起こすような環境を改善することにこそ，
力を注ぐ必要があるだろう．

　(2)　行動の観察による分析

　応用行動分析学は，原則的に，行動を観察すること（記録や測定を含む）を通
して，問題の原因を見つけていく．本人から話を聞くだけでは行動の原因を見つ
けるには不十分であることが多い．なぜなら，本人も，どうして自分がそのよう
なことをするのかわかっていないことが多いからである．高次脳機能障害がある
人の場合，自分の行動の原因についてうまく説明できないことが少なくない．な
かには，言葉を話すのが困難な人もいる．応用行動分析学は，行動の原因として
外的環境要因を重視するので，本人と会話をしなくても，その行動が起きている
状況を観察することができれば，その行動に影響する要因を分析することができ
る．これまで，応用行動分析学は，行動を観察・分析するためのさまざまな方法
を開発してきた．話し言葉の有無やコミュニケーションスキルの高低にかかわら
ず，その人の行動を分析し，学習を促すための方法を開発してきたところに，応
用行動分析学の大きな利点がある．

　(3)　具体的な方法の開発

　応用行動分析学では，行動を分析する方法だけでなく，行動を増やしたり減ら
したり形成したりするさまざまな方法について，研究が蓄積されてきた．応用行
動分析学の目的は，行動の予測と制御であり，単なる分析の方法にとどまらない．
適切な行動は増やし，不適切な行動は減らし，そして新しい行動を形成するため
の具体的な方法を開発して，その効果を確かめるまでのプロセスに焦点を当てて
いる．抽象的な方法論ではなく，データに基づいた具体的な症例から実践的な支
援技法が開発されてきたのである．とりわけ，障害児者支援の分野における応用
行動分析学の実践・研究では，即効性があり実施の負担が少ない方法を開発する
ことに力を注いできた．本節では，そうした方法を高次脳機能障害の支援に応用
する例について説明したい．

b.　認知症における応用行動分析学的アプローチ

　近年，認知症の人への支援に応用行動分析学的な視点を活用することの有効性
が報告されている[1]．応用行動分析学では，認知症の方が示す行動上の課題に対

して，その主たる要因を記憶障害，見当識障害，失語，失行，失認，注意障害といった認知機能の低下に求めるのではなく，知識やスキルや動機づけといった介入可能な要因からアプローチする．進行性であれば認知機能の改善を図ることは難しいが，知識や技術は学習によって習得させたり，行動に強化子（行動に後続させることでその行動を増加させる刺激）を随伴させることで動機づけを改善させたりすることは十分に可能だからである．

　たとえば，ある認知症患者が気候や社会的文脈に応じて適切な服装をすることが難しくなった場合，そのことを単に言葉で注意したり指示したりするのではなく，気温を調べてから服を選ぶ方法や，タンスの棚別にカジュアルやフォーマルの洋服を分類する方法を教えることで困難を克服できる可能性がある．つまり，それまでできたことができなくなったとき，これまでとは異なる新しいやり方を習得する必要が生じる．このとき，学習の原理を活用する応用行動分析学が役に立つ．これまで，さまざまな認知症の人の行動改善に応用行動分析学的アプローチが活用されているので，先行研究の一部を紹介する．

　（1）視覚的プロンプト

　明﨑らは，口頭指示とモデリングだけでは正しい杖歩行の手順が実行できない脳血管性認知症の人（軽度の片麻痺あり）に対して，杖歩行手順を文字で提示する（「杖→左足→右足」と書かれた紙を見せながら練習する）ことで即時に歩行手順を獲得させ，その後文字を提示しなくても杖歩行できるようになったことを報告した[2]．この方は短期記憶や注意に障害があったため，一時的に提示される口頭指示やモデリングの方法ではうまくいかなかったが，文字による教示を動作中に提示し続けることで，いつでも手順を確認することができ，その結果劇的な効果をもたらした．この文字のように，正しい行動を促すために提示する目に見える刺激を視覚的プロンプトと呼び，そして正しい行動が獲得された後に視覚的プロンプトを撤去する手続きをプロンプト・フェイディングと呼ぶ．

　上記の報告のように，記憶と注意に課題のある人には視覚的プロンプトが有効であるが，その効果は歩行技術の改善にとどまらない．繰り返し指示されてもうまくいかない体験は歩行練習自体を嫌悪的な活動にしてしまい，練習や支援者に対する回避やメンタルヘルスの不調に発展する可能性がある．視覚的プロンプトによって指示と失敗の悪循環を断ち切り，上述した回避や不調といった心理的な問題を予防したことにこの報告の大きな意義がある．

（2）逆方向連鎖法

　中田らは，通常の練習では寝返り・起き上がりができない認知症を合併した重症片麻痺患者に対し，逆方向連鎖法を用いた動作練習を実施することで，短期間のうちに寝返り・起き上がりが自立したことを報告した[3]．寝返り・起き上がりは，ベッドで寝ている状態からベッドの上に座った状態になるまでの起居動作であり，自立できれば介護者の負担は大きく軽減されるため，とても重要な動作である．この事例では，口頭指示や身体ガイドによる通常の練習を 15 回実施するも寝返り・起き上がりはできなかった．ここでいう通常の練習というのは，仰向けに寝た状態から，①腕を組み→②片側の足を一方の足の下に差し込み→③体を横向きにして寝返る→④足を床に下ろして→⑤ベッドに肘をつく→⑥肘を支点に体を起こす→⑦手をついて体をまっすぐにして座位になる，という一連の動作（行動連鎖という）を最初の①から順に練習していく方法のことである．この方法では，最初に複雑な手順を記憶することが難しい上に，寝返り・起き上がりを成功する体験を得るまで労力と苦痛と長い時間が必要であり，練習の動機づけを維持するのも困難である．

　それに対して，逆方向連鎖法は行動連鎖の最後である⑦から練習する（図

＜エクササイズ：逆方向連鎖法を計画してみましょう＞

あなたが初心者にダーツの投げ方を教える場面を想像してください．ダーツを投げる手順は次のようです．

①人差し指と中指と親指の 3 本の指でダーツを持ちます．

②ダーツを投げる手の側の足を前に出して立ち，左右の足は肩幅ぐらいの間を空けます．

③狙う場所と目とダーツが一直線になる位置にダーツを構えます．

④肘を支点にして肘は動かないようにダーツを持った手を顔の方に引き寄せます．

⑤肘は動かさないでダーツを的に向かって投げます．

①から順に教えていくと，ダーツが的に刺さるまで時間と労力がかかりそうです．それでは，下の図の中に逆方向連鎖法でダーツの投げ方を教える手順を考えて書き入れてみましょう．

①

②

③

④

⑤

図 4.2.1　逆方向連鎖法の手続き記入欄

4.2.1). つまり, ほぼ体が起き上がっている状態から⑦の動作だけを練習し, ⑦ができるようになったら⑥から⑦までの練習をする. それができるようになったら, ⑤から⑦までの練習というように, 逆方向から連鎖をつなげていくのである. この方法なら, 練習の初期から起き上がるという成功を繰り返し体験しながら練習ができるため動機づけを維持しやすい. 実際に, 中田らの事例では, 逆方向連鎖法を導入すると 8 回目の練習で起き上がりができるようになっている[3].

　上述した中田らの事例報告で逆方向連鎖法が効果を示したのは, 訓練中の動作がもたらす嫌悪刺激（失敗, 叱責など）を最小限にし, 起き上がることができた成功体験や達成感が得られる頻度を増やした結果, 自発的な練習の取り組みが増えたからと思われる. このように, ある行動の直後に生じた事象によってその行動が増えたとき, その事象の中心的な役割をもっていた刺激を強化刺激と呼ぶ. 認知症患者に対する運動療法や日常生活活動の訓練においては, その患者の自発的な訓練参加を促す適切な強化刺激を選び, 適度な頻度で強化刺激を提示することがとても重要である.

（3）強　化　刺　激

　たとえば, 松井・加藤は, 理学療法の訓練を頻回に拒否する認知症患者に対して, 本人の好物であるアイスクリームを強化刺激としてリハビリ室に来たら食べることにし, 一方で家族や病棟スタッフに対しては, 理学療法に参加しなかったことを注意・叱責しないようお願いする（嫌悪刺激を撤去する）ことで積極的な訓練参加を促した事例を報告した[4]. アイスクリームの食べ過ぎを懸念するかもしれないが, 訓練が順調に進むにつれアイスクリームの摂食量は減っていったとのことである. 訓練の成果が出始めれば, アイスに頼らずとも訓練の達成感やスタッフの称賛や注目が強化刺激となり, 訓練への参加が維持したと推察される. さらに, 訓練の参加が増えるに伴って, 以前から問題となっていた妻への暴言や暴力が徐々に減少していったとのことである. 適切な強化刺激の選択と提示, そして効果のない嫌悪刺激の撤去が, 本人だけでなく家族の生活の質を改善することを示した事例である.

　上述のアイスクリームは強化刺激の一例であり, 誰にでも効果的かはわからない. 相手の好みや提示する状況を踏まえて, 適切な強化刺激のアイデアを出して関係者と検討することが求められる（図 4.2.2）. 強化刺激になりそうなものの候補をたくさん思いつくかどうかが重要なので, 次のような分類が参考になる.

＜エクササイズ：強化刺激を考えてみましょう＞

あなたの身近な人について，増えて欲しいと思う行動を考えてください．そして，その行動の強化刺激や，強化刺激が生じやすくなる工夫についてアイデアを出してみましょう．

増えて欲しい行動：
①注目や称賛：
②成功と達成感：
③行動の記録：
④物や活動：
⑤ポイント：

図 4.2.2　強化刺激のアイデア記入欄

①注目や称賛：笑顔やほめ言葉はほとんどの人にとって強化刺激になるし，身一つで実施可能なので基本の強化刺激といえる．しかし，状況によっては嫌味や悪口と解釈されることがあるので注意する．②成功と達成感：作業がスムースに進み，活動の目的が達成されることは強化刺激になる．そのためには，作業手順を簡略化し目的を小分けに（スモールステップ化）するとよい．③行動の記録：行動の成果が視覚化され，数値化された記録は強化刺激になる．自己の達成感や他者の称賛を促すことも多い．他人に評価されることを嫌う人の場合は，自己記録を促すとよい．④物や活動：食べ物や嗜好品，趣味に関する活動は当然強化刺激となるが，とても大好きな物や活動を他人に管理されると情緒不安定になることがあるので注意．少し好きな物や活動の方がうまくいきやすい．⑤ポイント：すぐには与えられない物や活動を強化刺激にする場合は，ポイント制にして一定量のポイントが貯まったら後日交換できるようにする．　　　　〔竹内康二・劎田文記〕

文　献

1) 山崎裕司・遠藤晃祥（2017）．高知リハビリテーション学院紀要，**18**, 1-10.
2) 明崎禎輝・他（2008）．理学療法科学，**23**, 307-311.
3) 中田衛樹・他（2015）．高知リハビリテーション学院紀要，**16**, 13-16.
4) 松井　剛・加藤宗規（2011）．行動リハビリテーション，**6**, 23-27.

4.2.5　傾聴，認知行動療法，そしてその先の現象学的理解へ

　当事者が呈する認知機能障害やそれに基づく行動上の問題，心理症状は，脳の機能不全に直接起因するものばかりとは限らず，当事者の環境に対する主観的な経験が影響している場合が多い[1]．そのため，個人差が大きいことはいうまでもない．したがって，「どの認知機能が障害されているのか」や「どのような心理症状があるのか」を見極めるだけでなく，当事者の視点から環境をみつめ，そこで経験されていると考えられる問題を洞察することで，個人が呈する症状を包括的に吟味していく必要がある．そして，当事者のもつ認知機能障害，当事者を取り巻く環境とそのなかでの当事者の経験や環境と本人の相互作用を整理しながら，支援の対象を絞り込んでいかなければならない．

　以上のことを実践するためには，神経心理学，認知心理学，そして臨床心理学などのさまざまな心理学的な知識とスキルを駆使しながら，当事者や周囲の支援者に寄り添いつつ，当事者の過去，現在，未来を通じての問題をとらえ，認知と行動そして環境，さらには当事者視点からの包括的な理解が必要になる．本項では，まず，アセスメントを成功に導くための前提として，心理的に寄り添うための姿勢について概説する．続いて，当事者と環境との相互作用と，その状況や場面での当事者のとらえ方（認知）を踏まえたアセスメントの枠組みとして，認知行動療法の基本的な視点に言及する．最後に，当事者の問題を単に環境との相互作用としてとらえるのではなく，主観的な経験からみつめるということについて，現象学的立場からの理解を試みる．

a.　当事者や家族に寄り添うこと

　当事者の個別の問題を支援するためには心理療法的アプローチが有効であるが[1]，その方法はさまざまであり，専門的なスキルを要する．しかしながら，すべての心理療法に共通する当事者や家族に寄り添うための姿勢は，個人の問題へアクセスするための最初の入り口を提供する[2]．以下，患者に寄り添うための姿勢として，かかわりと傾聴，受容，支持と保証の3つをとり上げる．

　（1）かかわりと傾聴

　誰でもそうであるが，初対面の人と話をするときは緊張する．とくに経験の浅い心理士であればなおさらのことであろう．専門家としてかかわらなければならないと気負うあまりに，当事者との心理的距離を取り過ぎたり，固い対応になったりすることもあるかもしれない．しかし，支援は対等なコミュニケーションか

ら始まるのである．相手の目を柔らかくみつめ，相手が話しやすくなるようにかかわっていかなければならない．そうでなければ，相手も緊張し，話をすることも難しくなるだろう．

　限られた時間のなかで問題をとらえるためには，少し回り道でもしっかりコミュニケーションをとることが重要である．開かれた質問や閉ざされた質問，あるいははげましや言いかえ，要約などの傾聴技法を駆使しながら，話を引き出していく必要がある[3]．当事者や家族から引き出された話のなかには，問題をとらえるためのヒントがたくさんある．もちろん，場合によっては最初から本題に入らず，当事者の興味や楽しみなどの話題から入ることも必要になる．そのためには，相手の興味に瞬時にチャンネルを合わせることができる豊富な知識をもたなければならない．なお，かかわりや傾聴の技法については，マイクロカウンセリング[3]が参考になる．

　（2）受　容

　受容とは「当事者の訴えや感じていることを，何ら評価することなくありのままに受け止める」ことである[4]．話を聞いていくなかで，当事者の訴えが何の認知機能障害によるものかを判断したり，生来の性格や既有の問題（たとえば，発達障害や精神障害の可能性）によるものかどうかを見極めたくなるかもしれない．たとえば，「（亡くなったはずの）母親が家の2階にいるので，家に帰りたい」という訴えがあったときには，事実としてあり得ないと感じ，これは作話による症状なのか，あるいはもともと統合失調症のような妄想があったのかなどと推察することもあるだろう．しかしながら，そこで語られる当事者の話は，今，その時点では当事者にとっての事実なのであり，嘘をつこうなどという意図はまったくないに違いない．もちろん作話や妄想かどうかを見極めるための事実確認やそのほかの状況下での状態の把握はアセスメントする上では重要であるが，まずは一旦，患者の話を受け取り，認めることから始めてほしい．このことが，患者との信頼関係の構築の土台となるのである[4]．

　（3）支持と保証

　支持と保証は，専門的な見地から当事者を支え，回復に向けてともに歩むことを保証する態度を示すことである．その際には，当事者が身体内部や外部環境が変化した状況において，さまざまなことに関する再学習や再構築を求められているということを理解しなければならない[5]．そして，その変化は現在にとどまら

ず, 患者の未来を含んだ人生にも及び, しばしば多くの喪失を伴っていることも意識する必要もある. また, その変化や喪失は個々の患者に特有なものであることも念頭におかなければならない[2]. これらのことを踏まえたうえで, 専門家としてどのように支え, 問題を克服していくのかを説明するのと同時に, 本人には回復する力があることを継続的に伝えていく姿勢も忘れてはならない.

b. 認知行動療法

認知行動療法（cognitive behavioral therapy, CBT）は, 学習理論を基盤とした行動療法に端を発し, その後, 認知理論を始めとした種々の理論的背景をもつ技法を含みながら発展してきた. したがって, CBT は単一のアプローチ方法をさすのではなく, さまざまな技法を含む総称としてとらえられる. しかしながら, 患者の問題を個人内の 4 つの領域, すなわち情動（気分や感情）, 行動（ふるまいや態度）, 認知（ものごとのとらえ方, 考え方）, 身体反応（生理的反応）に分けたモデル[6]（以下, 基本モデルと呼ぶ）に沿って考え, 問題が悪循環するパターンを探るとともに, 問題の継続や増悪に関係している背景要因の影響を検討し, 介入すべき問題に関する仮説を立てるという点は CBT 全般におけるアセスメントの土台としてとらえることができる[2].

神経心理学的領域のアセスメントでは, まずは画像所見や神経学的所見, 神経心理学的検査による種々の認知機能の評価や行動観察あるいは家族ならびにコメディカルからの情報収集が必須であり, その上で CBT の視点を用いたアセスメ

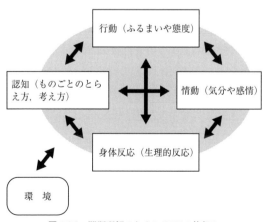

図 4.2.3 問題理解のための CBT の枠組み

ントをおこなう必要がある．基本モデルによるアセスメントでは，情動面について，不安や落ち込みなどの心の状態をどの程度感じているかを検討していくほか，身体反応について身体の内外にどのような反応があらわれているのかをとらえていく．たとえば，「ドキドキする」「汗をかく」などの反応がこれにあたる．行動面においては，問題行動の生起場所，状況，相手の違いなどによって差異があるのかどうかについて調べていくことになる．そして，認知面では，問題行動の前後においてどのような考え方が浮かんだかを把握することになる．ここで重要となるのが，環境と個人の中の4領域の相互作用と4領域間の相互作用を明らかにし，問題が維持されている悪循環を見出すことである．そのためには，単に言葉でそれらの関係性に言及するのではなく，図4.2.3のような枠組みを使って問題の維持に関するメカニズムを目に見える形で外在化しながら整理すると理解が進む[6]．

　次に背景要因のアセスメントでは，患者の問題の継続や増悪に関係している要因の影響を検討する．背景要因には，発達的要因，身体的要因，生活習慣や行動パターンに関する要因，性格的要因，家族関係の要因，周囲の人間関係などがあげられるが，高次脳機能障害ではこれらのほかに認知機能障害の影響を確認していくことになるだろう[2]．さらには，三項随伴性の知見から，問題の先行要因としての環境事象（きっかけ）や，問題行動を継続させたり，望ましい行動を減少させる環境的要因（結果）を見極める必要もある．

　このような認知行動療法がもつ問題の理解の視点は，認知機能障害のみに焦点を当てがちになるアセスメントに柔軟性を与え，介入の選択肢を増やしてくれる．また，問題が維持されるメカニズムについて図示することは，複雑に感じられる種々の問題の関係性を明確にし，当事者と支援者の間，あるいは支援者間での問題の共通理解を促進するとともに，支援の方向性に一貫性を与える[2]．なお，三項随伴性をベースにした応用行動分析的アプローチについては，前項で詳しく説明されているので，参考にしていただきたい．また，認知行動療法の枠組みを利用した高次脳機能障害の理解についてデジタル付録（〈e〉4.2.2）として紹介する．

c. 現象学的場に立ち入る

　最後に，当事者の問題を現象学的に理解することについて考えてみたい．これは，先に述べた当事者の問題を受容することと密接に関連する．現象学という言葉を初めて聞いた人もいるだろう．現象学とは，われわれが目で見ている世界（客

観的世界）が本当の世界ではなく，目で見ている世界をどう受け取っているか，どう受け止めているかが真の世界であるとする立場である[7]．

　現象学はもともと哲学として発展してきたが，近年，その観点から心理学の諸問題を考察しようとする研究がおこなわれている．現象学に基づいて心理学の興味の対象である行動を見た場合，われわれの行動を規定するのは，各個人が受け取っている主観的世界であると考える．リンゴを認知することを例にとって考えてみる．われわれがリンゴを認知するのはその原因として客観的なリンゴが存在するからである，と考えるのはこれまでの心理学のとらえ方である．一方，現象学に基づくと，赤くて丸いリンゴの像を見ているので，そこにリンゴがあると認知すると考えるのである[8]．これを高次脳機能障害の次の例に当てはめてみる．交通事故の後，記憶障害を伴った当事者が入院を経て家に帰った際，休職中であるにもかかわらず，毎朝，通勤の支度をし，実際に家から出ようとするという行動を示したとする．もちろん，これを記憶障害の影響であると考えることは容易であるが，現象学的立場から考えると当事者が当事者を取り巻く世界を受傷前と変わらないものだと受け取っているのだとも解釈できるだろう．

　もちろんこのような解釈は，リハビリテーションに向けての具体的な示唆を与えるものではない．しかしながら，当事者の経験をまずは一旦受容することが，当事者との信頼関係を結ぶ上で重要になることは，先にも述べたとおりである．プリガターノ（Prigatano, G.）は，その著書のなかでリハビリテーションに関する 18 の原理を示している[1]．そして第一原理として，「臨床家はリハビリテーション過程で患者に携わるためには，患者の欲求不満や錯乱状態を軽減するのに，患者の主観的あるいは現象学的な経験に手をつけることから始めなければならない」ことを掲げ，この第一原理こそが，リハビリテーションの効果を上げるために必要であると説いている．

　前述の認知行動療法においても当事者が環境をどのように認知するかということを取り上げ，当事者と外的要因である環境の相互作用に着目することがある．そして，その後の介入では当事者の認知の変容や環境の変化を目指していく．しかしながら，患者が抱える問題を単に環境と本人の相互作用という言葉で整理してよいのだろうか．当事者は認知機能障害を抱えつつ，新しい心理社会的状況を経験している．当事者が受け取っている世界は，当事者のみにしかわからない．だからこそ，われわれは当事者の話をもとに，彼らが受け取っている状況を推察

していくことになるが，当事者は認知機能障害があるがゆえに十分説明ができないかもしれない．当事者の状態をできる限り正しく理解するためには，当事者と客観的な環境の相互作用という見方から一歩進み，当事者の現象学的場に踏み込み，当事者の視点からとらえていく姿勢が大切なのではないだろうか．そしてそのためには，われわれは当事者にはなりえないことを肝に銘じつつも，相手の立場や考えを想像しながら対話していく必要がある．

d. まとめに代えて

本項では，高次脳機能障害のアセスメントを深化させるうえで重要となる基本的な姿勢について，心理的に寄り添うこと，環境との相互作用をとらえること，そして最後に患者の視点に合わせることの3つを紹介してきた．これらについては，高次脳機能障害に限ったことではなく，さまざまな支援をおこなう際に共通して求められることである．しかしながら，高次脳機能障害の臨床現場では当事者の有する認知機能障害を重視するあまり，支援における基本的な姿勢を忘れてしまうことがある．当事者の問題を真に理解するためには，当事者の呈する問題をすぐに認知機能障害に帰するのではなく，当事者の現在の主観的な経験に耳を傾け，当事者の視点から彼らが受け取っている世界を見ること，そしてその世界における当事者の経験の理解に努めることが大切なのだ[9]．　　　　〔橋本優花里〕

文　献

1) Prigatano, G. P. (1999). *Principles of Neuropsychological Rehabilitation*. Oxford University Press.（中村隆一（監訳）（2002）．神経心理学的リハビリテーションの原理　医歯薬出版）
2) 橋本優花里（2019）．認知リハビリテーション，**24**, 15-21.
3) 福原眞智子（監訳）（2007）．マイクロカウンセリング技法　風間書房.
4) 釜野聖子（2008）．医師のためのカウンセリングスキル　國分康孝（監）カウンセリング心理学事典　誠信書房　pp.408-409.
5) 大嶋伸雄・他（2014）．PT ジャーナル，**48**, 1099-1109.
6) 伊藤絵美（2011）．ケアする人も楽になる認知行動療法入門 BOOK 1　医学書院.
7) 山口豊一（2008）．現象学　國分康孝（監）　カウンセリング心理学事典　誠信書房，pp.47-49.
8) 武田青嗣（1993）．はじめての現象学　海鳥社.
9) 橋本優花里・澤田　梢（2018）．頭部外傷後の心理症状や社会的行動障害に対する介入―認知行動療法と動機づけ面接法について　日本高次脳機能障害学会教育・研修委員会（編）　頭部外傷と高次脳機能障害　新興医学出版社，pp.195-207.

4.2.6 家 族 支 援

　セラピストにとって高次脳機能障害をもつ人の家族には，さまざまな側面がある．まず病後の観察や検査，あるいは当事者からの情報や病院，施設での面接からはうかがい知ることのできない当事者の行動の情報提供者である．そして家族は，以前とは異なる当事者への戸惑い，対応の苦慮，介護の負担など幾重にも襲ってくる身体的・精神的負担を抱える高次脳機能障害の影響を受けている支援を受けるべき対象でもある．しかし現在の医療モデルの治療は脳損傷の当事者に焦点を当てたものであり，リハビリテーションのカウンセリングを受けるのは当事者だけであることが多い[1]．その一方で家族のリハビリテーションへの関与は当事者の転機に影響するため，セラピストにとって当事者のリハビリテーションを進めるうえでの協働するパートナーという側面ももちうる．すなわち当事者の転機に影響する家族を支えることは当事者を支えることの一部である．

　家族支援を考えるためには，家族にどのような影響があるかを知る必要がある．

a. 家 族 へ の 影 響

（1）時　間　経　過

　家族のストレスは，受傷直後が最大であり[2]，一命をとりとめ，当事者が改善していくことで低減していく．この調子でおおよそ元通りになるだろうと楽観的にとらえることも少なくない．しかし見た目の改善とは裏腹に，自宅生活の中で繰り返し症状を目の当たりにして，回復していく兆しがみられない日々が続く．当事者の改善や対応方法を学んだりしながら負担感が上下することもあるだろうが，障害はなくならず問題は続いていくため，10 年以上経過しても介護負担感は高いままである[3]．

（2）負　担　感

　認知障害や情動・行動障害の方が身体障害よりも負担感が大きいとしばしば指摘されている[3]．たとえば，渡邉は，当事者の障害と家族の介護負担感を調べた．その結果，日常生活能力と介護負担感の間には，弱い相関しか認められなかったが，高次脳機能障害として生じる認知・行動障害の項目と介護負担感には，記憶障害，感情のコントロールの障害，注意障害，遂行機能障害，発動性障害，対人

＊注：本項では基本的には高次脳機能障害とは脳外傷（traumatic brain injury, TBI）を中心とする厚生労働省の定義によるものとする．また発病の場合も受傷の場合もあるが，発生の段階は脳外傷を念頭に受傷に統一する．また家族に対して患者のことを基本的に当事者と表現する．

関係能力の低下, 病識低下に, それぞれ正の相関が認められた. とくにTBIに代表される広範性の損傷の場合には, こうした当事者の認知障害や行動障害, 情動障害, 心理社会的問題などが複雑に絡み合い, 日常生活での症状のあらわれ方は単純ではない. 何度も同じことを聞く, さっきできたことが今できない, 複雑なこともできているのに簡単なこともできない, 理由が定かでないが怒り出す, そして直後にケロッとしている, などしばしば家族から聞かれる. こうした理解しにくい行動に振り回される日々に疲れ果てることは容易に想像される.

(3) 抑　う　つ

多くの家族が抑うつ症状を示すといわれている. 後方視的研究では高めに報告され, 前方視的研究ではおおよそ20%がうつ状態を示していたとの報告がある[4]. 高次脳機能障害の影響で多くの人がうつ状態になることから支援の必要性がうかがえる. こうした数値は裏を返せば, かなり多くの人が適切に対処し, 精神的に健全な状態にあるともいえる[4]. そのため, うつ状態の人を見逃さないよう気を配る必要がある.

(4) 立　場　の　違　い

家族の負担の大きさに与える当事者と家族の関係の違い, とくに配偶者と親という立場の違いは, 家族支援の文脈のなかでしばしば関心の対象であった. しかし当事者と家族との関係が必ずしも苦痛の有意な予測因子ではないことが示されており[4], 個々のケースをみていく必要がある.

主介護者になることの多い配偶者や親とは別に, 当事者の子どもや兄弟も高次脳機能障害の影響を受けている. 脳障害者の親族をもつ子どもは, 心理的な問題を発症するリスクが高く, 支援を必要としている[5]. それにもかかわらず, 主介護者以上に, 当事者の子どもあるいは兄弟への支援は見過ごされている. 努めてかかわろうとしない限りは子どもへの影響はセラピストからは見えないものになる. しかし実際に子どもの立場で後年苦悩を訴えることもある[6]. 子どもたちは, 深い悲しみ, 社会的孤立, 家族の崩壊や暴力への恐怖など, トラウマや複数の喪失に関連した複雑な感情をもっていることもある[5]. またTBIによる子供への影響は当事者からだけでなく, 子どもへのかかわりが少なくなるなどの配偶者から子どもに対して変化をもたらすこともある[7].

b. 家族支援の方法

これまで家族支援のエビデンスは少なかった[8]が, 近年徐々に増えつつある.

(1) 家 族 教 育

書籍やインターネットにより，すでにある程度の知識をもっている家族もいるが，目の前の行動をどのようにとらえるべきか，具体的にどのように対処したらよいのかわかっていることはまれである．むしろ高次脳機能障害があっても頑張ればできるのではないかと誤解している家族も多い．そのため不適切な対処により当事者を追いつめてしまうこともある．記憶障害の人に頑張って覚えなさいというのは，下肢に麻痺のある人に頑張って走りなさいというようなもの，という説明で納得された家族もいるが，そうした説明だけでは腑に落ちない人もいる．高次脳機能障害の症状の多くは一度や二度聞いただけで理解できるようなことではないので，家族が経験する当事者の具体的な行動を解説したり，メタファーを用いたりして繰り返し理解を求めていく必要がある．

ところが説明を進めることすら簡単にいかないこともしばしばある．高次脳機能障害について説明されても，認知機能にしても行動にしても「前からこんな感じです」と否認することも少なくない．外来通院に移行して，「まだ通院しないといけませんか？」と言い，対応の必要性を感じていなかった家族が後に積極的になることもある．家族の状態に応じた柔軟な対応が望まれる．

否認とは逆に派手な症状に過剰反応し，「仕事もできないだろう，これからどうやって生活していったらよいだろう」と実際的な問題で混乱してしまう家族もいる．話を伺い気持ちを受け止めるだけでなく，当事者および家族の状態・状況に応じて社会保障や介護・リハビリテーションサービス，支援機関，就労支援の資源といった，今後少しでも希望をもって対応していけると思える情報を他職種と連携しつつ提供していくことも重要である．

入院中から退院後に起こりうることを本人・家族に伝えておくことは，当事者への対応としても家族の落ち着いた対応ができる点でも有用である．退院後に欲求のコントロール低下から極端な散財をするようになった症例では，入院中に家族教育をおこなっていたことで，家族が思い当たりすぐに病院に連絡し，早期の解決・安定につながった[9]．このような家族教育により家族が一人で抱え込まず当事者との関係悪化を防止できる可能性を高められる．

自宅退院すると，入院中の説明や面会ではわからなかった障害の影響が徐々に明らかになり，家庭内にさまざまな問題が生じる．「これって障害なんでしょうか？」という質問もしばしば受ける．明確でないこともあるが，疾患・障害の臨

床像に照らし合わせ，また傷病前の状態や状況，心理的な反応などを考慮して解説し，わざとやっているわけではないことを1つずつ理解してもらう．

(2) 心理的サポート

当事者の改善には積極的になるが家族自身のケアを積極的にしようとする家族は少ない．前述のようにうつ状態になる家族も少なくないが，精神科受診が必要なレベルであっても受診する家族は多くない．当事者の改善を期待するあるいは幸せを願う半面，ネガティブな感情をもつことも珍しいことではない．こうした複雑な感情を友人・親族に話せないこともあり，受け止め，理解してくれる相談者の存在は大きい．そのため家族への心理的サポートを個別あるいは集団で行うことが有用である[10, 11]．

(3) 家族会・ピアサポート

当事者のみならず家族も社会的に孤立していくことも多い．そのため家族の障害に対する理解や受容を考慮しながら家族会などの情報提供をおこなっていく必要がある．家族会に参加することによって自分の経験や感情を同じ立場の人と分かつことで，孤立感を除き，また自己の否定的な感情をもつことも受け入れられ理解されたと実感できる．また同じ経験をしているからこそ参考になる的確なアドバイスを受けられ，希望をもてることもある．さらに訴訟，社会資源など，先輩の経験に基づく有用情報は大変心強い．近隣に家族会がない場合には，数家族のローカルな会の設立・運営支援も家族支援の一環となる．

(4) 協　働

家族が求める情報は，障害の状態や社会資源だけでなく，対応方法もニーズが高い．家族は当事者についての日常生活・介護の専門家でもある．当事者・家族の情報を提供してもらうだけでなく，病院のリハビリテーションと並行して家族が生活のなかで直接アプローチした方が効果的なことも多い．重症な場合ほど入院初期から，当事者のリハビリテーションに家族と関係を構築しておくことで，入院・外来と一貫して家族支援と協働をおこなうことができ，地域統合が図りやすい．このように家族との協働は，主には当事者の改善に必要な取り組みの一環であるが，阿部らは，「家族のストレス軽減の転機となったのは，【自己効力感をはぐくむ】体験であった」と述べている[12]．したがって家族との協働により当事者に改善をもたらす経験は，同時にストレス軽減をもたらす家族支援でもある．しかしこうした医療と家族の協働は理想としてあるが，実現するのは容易ではな

い[13]．そこに心理職の果たす役割は大きい．

(5) 心理療法の適用

近年脳損傷例に対して，家族システム理論や認知行動療法，ナラティブセラピー，解決志向ブリーフセラピーなどを基盤とする家族支援プログラム[11]や当事者・家族介入[1,14]の効果が示されつつあり，家族支援や協働がおこなわれるようになってきた．とくに解決志向アプローチの脳損傷例に対する適用は，障害だからこそ解決しにくいはずの問題の原因に焦点を当てた伝統的な医療モデルから，強みに焦点を当てて解決や未来に焦点を当てたアプローチへの転換であり，当事者・家族の自己効力感向上など好循環をもたらすため，今後の展開が期待される．

c. お わ り に

家族支援は家族の状態を改善すると同時に家族の当事者への支援・対応能力の向上，そしてその結果として当事者の状態改善にもつながり，さらにそれが家族の状態を改善する好循環のきっかけにもなる．またカウンセリングだけでなく，心理職がおこなう家族療法，認知知行動療法，ナラティブセラピー，解決志向セラピーなどを基盤としたプログラムの有効性が示されつつある．対人援助を専門とする心理職による取り組みが増加し，家族支援システムが整備されることが期待される．　　　　　　　　　　　　　　　　　　　　　　　　　〔尾関　誠〕

文　献

1) Stejskal, T. M. (2012). *Neurorehabilitation*, **31**, 75-83.
2) Oddy, M., et al. (1978). *British Journal of Psychiatry*, **133**, 507-513.
3) 渡邉　修（2018）．NPO 法人東京高次脳機能障害協議会，平成 30 年 10 月．
4) Kreutzer, J. S., et al. (2009). *Archives in Physical Medicine and Rehabilitation*, **90**(6), 939-946.
5) Butera-Prinzi, F. & Perlesz, A. (2004). *Brain Injury*, **18**, 83-101.
6) 菅野紗穂里（2016）．ノーマライゼーション，**36**, 17.
7) Uysal, S. (1998). *Journal of Head Trauma Rehabilitation*, **13**, 57-71.
8) Oddy, M. & Herbert, C. (2003). *Neuropsychological Rehabilitation*, **3**, 259-273.
9) 尾関　誠（2013）．高次脳機能研究，**33**, 123.
10) 四ノ宮美恵子・他（2003）．国立身体障害者リハビリテーションセンター研究紀要，**24**, 37-44.
11) Kreutzer, J. S., et al. (2009). *Brain Injury*, **23**, 535-547.
12) 安部順子・他（2015）．岐阜医療科学大学紀要，**9**, 1-10
13) Sohlberg, M. M. & Mateer, C. A. (2001). *Cognitive rehabilitation: An integrative neuropsychological approach*. Guilford Press.（尾関　誠・上田幸彦（監訳）(2012)．高次脳機能障害のための認知リハビリテーション─統合的な神経心理学的アプローチ─　協同医書出版社）
14) Gan, C. & Ballantyne, M. (2016). *Neurorehabilitation*, **38**, 231-241.

コラム 4.1	ICT（information & communication technology）を支援に活用する

　神経心理学においては高次脳機能の評価が不可欠であり，注意，知覚，記憶，言語，概念，運動機能，構成機能，遂行機能などを評価するためのさまざまな検査が用いられる．神経心理学的検査の多くは標準化された検査セットとなっているが，認知機能を対象とする心理学研究では小型コンピュータ（PC）による実験が一般的なので，その技術を応用すれば，簡単な認知機能評価を行うプログラムは比較的容易に作成できる．また，近年の情報機器においては，従来からのキーボードやマウスといったインタフェースに加えて，画面を直接指でタッチして操作したり，視線や身体の動きを非接触にとらえることも可能になってきた．これらを応用すれば，重度の知的障害をもつ対象者や，身体機能の障害を併せもつために言語的・行動的反応が得られない対象者についても，その認知機能を評価できる．このコラムでは，情報コミュニケーション技術（ICT）を使った，認知機能評価や発達支援・リハビリテーション支援について簡単に紹介したい．

　トレイルメイキングテスト（TMT）をご存じだろうか．TMT は 1944年に Army Individual Test Battery の一部として開発された検査であるが，脳損傷の影響を非常に受けやすいことから，広く使われている神経心理学的検査である．TMT はパートＡとパートＢの２種類からなり，パートＡでは紙に書かれた数字をできるだけ速く順に線で結んでいき，パートＢでは数字と文字を交互に線で結ぶ．図1は，TMT を，タッチ機能をもったタブレット PC 上でゲームとして遊べるようにしたプログラムである．興味があれば，コラム末に示すアドレス（URL）のページからダウンロードして試してみてほしい（ホームページ上で試すことのできる Web 版もある）．紙上とは異なり，PC であれば毎回異なるパターンを容易につくり

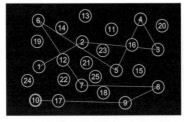 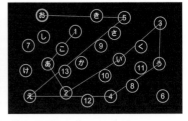

図1　トレイルメイキングテスト（左：パートA，右：パートB）

出すことができるし，ゲーム感覚で楽しめる課題なので，繰り返し実行による訓練効果も期待できる．

　筆者の Web ページでは，すべての反応を記録・分析できるもぐらたたきゲームも公開している．このゲームは，市販の視線センサを使えば目で遊ぶことができる．筆者らは，このようなゲームを使って，重度の運動機能障害をもつ子どもたちに対して視線による遊びを提供している．重症児の多くは絵本をめくったり，積み木をもつことができないため，遊びや娯楽を通した学習経験が大きく制約される．そのような子どもたちに遊びを通して視線で働きかけることを学ばせることで，言葉や文字の学習へとつなげることが可能になるし，注意や記憶，実行機能などの認知機能の発達を評価したり訓練することもできる．

　近年においては，視線だけでなく，身体の動きをとらえるゲーム用センサも安価に手に入るようになってきた．これらを応用すれば，自分がアニメのキャラクターになって遊ぶようなゲームも作ることができる．発達性協調運動障害をもつ自閉スペクトラム症児のように身体の運動制御に問題をもつ子どもには，他者の視覚的な身体像と自分の身体運動の対応づけが難しく，運動模倣がうまくできない子どもがいることから，このようなゲームを用いることで，身体イメージの評価や訓練が可能になると期待される．仮想現実や拡張現実などの映像表現技術も普及してきており，現代は，これら新しい技術を組み合わせることによって，ヒトの脳機能についても，従来よりもさらに多面的な評価や訓練が可能な時代となってきている．興味をもった読者は，次の Web ページを見てほしい（https://maruhi.heteml.net/programs/programs.html）（〈e〉コラム 4.1.1）．　　　　　　〔吉田弘司〕

コラム 4.2 ｜ つ な ぐ 支 援

　一般的に脳卒中や脳外傷，脳炎，脳症などの患者さんは急性期病院から回復期病院を経て地域での生活に戻る．入院中のリハビリは，退院後の生活を見据えておこなわねばならないが，とくに高次脳機能障害が残存している場合は，医療機関内の多角的な取り組み，医療機関と地域の関係機関

との連携が必要となる.

　いうまでもなく脳の機能は複雑で，各専門分野の限られた検査や評価だけではわかりえない症状がある．そのため，医療機関ではそれぞれ専門的な観点から意見を出し合ったり，総合的に評価したり，お互いのアプローチを共有したりしながら，自らの役割を遂行していく．また必要に応じて患者本人，家族，関係機関などを交えながらカンファレンスを繰り返し，本人の全体像を描き，退院後の生活に必要な準備をおこなっていくのである．

　例をあげると，注意機能の低下がみられれば，医療機関では注意の焦点化や持続性注意のリハビリ，薬物治療，体力の向上，代償手段の獲得（たとえば携帯電話のアラーム機能の活用）などのアプローチをおこなう．さらに退院後の生活でどのようなことが起こりうるかを話し合い，それに対する準備をおこなう．たとえば何度も同じミスを繰り返す可能性があれば，集中できるように刺激の少ない環境をつくるとか，やるべきことを複数ではなく1つにするなどの対応が必要となる．そのため，医療機関から地域の関係機関や本人，家族に症状やその原因を説明し，ともに具体的な対応方法や環境調整などについて検討する．

　高次脳機能障害はわかりにくい障害で，たとえば複雑な法律について説明できるのに，電話の簡単な内容は説明できないことがある．電話の内容のポイントは何か，という選択が，注意機能の低下で困難になるからである．「説明」という行為は同じでも説明に必要な脳機能は異なる．しかしその原因を知らなければ，周りからはふざけていると誤解されるであろう．事前に話し合いをするなどの準備をしないで職場に復帰した場合，電話の要件を取り違えたり，聞きながらメモを取ることができず大事なことを落としてしまったりして，失敗を繰り返すことになるかもしれない．結果として周りから叱責されたり，場合によっては退職を迫られたりしかねない．叱責は課題の解決にはつながらない．それどころか責められまいと逆に攻撃的になったり，失敗を繰り返すことで自尊心を失ったりして精神的ダメージを受ける．退職に追い込まれた場合はさらに経済的にも社会的にも不利な状況に陥るのである．一方，職場は適切な対応方法をみつけられず，良好な人間関係が保てなくなり，疲弊していくことになるかもしれない．

　こういった例は仕事に限らず，生活のあらゆる場面でみられると思われる．そのようなとき，地域にはいろいろな相談や支援機能をもった機関があるので適切な機関と連携することが必要である．たとえば就労に関して

は，障害者就業・生活支援センター，障害者職業センターなどが，総合的
な相談については，高次脳機能障害に関する相談支援拠点（http://www.
rehab.go.jp/brain_fukyu/soudan/）が各都道府県に設置されているほか，
市町には基幹相談支援センターや地域包括支援センターがある．また，家
族会なども各地にあり，それぞれ特徴のある活動をおこなっている．とく
に社会からの孤立が懸念されるケースについては，退院前にそれらの機関
とのパイプをつくり，すぐに相談できる体制を準備しておくとよいと思わ
れる．ただこのような支援を望まない人もいる．そういった場合には，た
とえば病院の誰かを窓口にして，気になることがあれば必ず連絡をしてほ
しいと伝え，関係をつなぎとめておくことが重要である．

　要は障害をあらゆる角度からみつめ，それに対してどのような専門的・
総合的アプローチができるだろうか，地域生活ではどのようなことが起こ
るだろうか，そのときにどのような機関と連携すればよいだろうか，また
本人や家族が課題に出くわしたとき，相談する先はどこが適切だろうかと
推測し，医療機関内，医療機関と地域の支援機関，地域の支援機関同士な
どで情報を交換し，本人や家族に誰かが伴走するような体制をとることで
ある．

　忘れてならないのは，高次脳機能障害の方はそれぞれ地域や家族，職場
や学校を構成する一個人であり，本人の築いてきた人間関係，社会的役割
など歴史があるということである．私たち支援者は，その尊い人生の一部
にかかわらせていただくのだということをしっかり心にとめておきたい．
高次脳機能障害はわかりにくく，誤解を受けやすい．そのことで本人や家
族が社会から孤立することのないよう，医療機関から地域生活に支援をつ
なぎ，次の歴史を紡ぐ一助となりたいものである．「つなぐ」とは，『日本
語大辞典』（講談社）によると，「結び付けて，離れないようにする．しば
る．別々になっているものを一つに結ぶ．続けさせて絶え間のないように
する．」ということである．そのような「つなぐ」支援こそ，高次脳機能
障害の方にとって必要な支援なのである．　　　　　　　　　〔隅原聖子〕

索 引

編集者略歴

しばさき みつ よ
柴崎 光世

2000 年　広島大学大学院教育学研究科博士課程後期実験心理学専攻修了
現　在　明星大学心理学部教授
　　　　博士（心理学）
主な著書
『脳損傷者の視覚的対象認知障害の生起過程に関する神経心理学的研究』（単著，協同出版，2001）

はし もと ゆ か り
橋本 優花里

2002 年　広島大学大学院教育学研究科博士課程後期心理学専攻修了
現　在　長崎県立大学副学長・地域創造学部教授・教育開発センター長
　　　　博士（心理学）
主な著書
『わかって楽しい心理統計法入門〈Ver.2〉EXCEL，エクセル統計，ANOVA4 on the web 対応』（共著，北大路書房，2012）
『頭部外傷と高次脳機能障害』（共著，新興医学出版社，2018）

手を動かしながら学ぶ 神経心理学　　定価はカバーに表示

2021 年 9 月 1 日　初版第 1 刷

編集者　柴　崎　光　世
　　　　橋　本　優　花　里
発行者　朝　倉　誠　造
発行所　株式会社　朝　倉　書　店
　　　　東京都新宿区新小川町 6-29
　　　　郵便番号　162-8707
　　　　電　話　03（3260）0141
　　　　ＦＡＸ　03（3260）0180
　　　　https://www.asakura.co.jp

〈検印省略〉

シナノ印刷・渡辺製本

ISBN 978-4-254-52030-9　C 3011　　Printed in Japan

日大 横田正夫監修・編 シリーズ〈公認心理師の向き合う精神障害〉1 **心理学からみた統合失調症** 52617-2 C3311　　A 5 判 152頁 本体2600円	今まで医学的な見方，考え方が中心であった統合失調症について，心理学の研究の方法論に基づき，心理検査等の臨床データの蓄積などを通して組み立てられた心理的な見方，考え方，さらには心理学で何ができるのかを公認心理師に提示。
日大 横田正夫監修　日大 坂本真士編 シリーズ〈公認心理師の向き合う精神障害〉2 **心 理 学 か ら み た う つ 病** 52618-9 C3311　　A 5 判 160頁 本体2600円	心理学的研究や実践から精神障害をみるシリーズの第2巻。心理師として活躍するために欠かせないうつ病・抑うつに関する知識を，心理学者が解説。前半で心理学知見について，後半で各領域における実践について，それぞれ記載した。
日大 横田正夫監修　日大 津川律子・原宿カウンセリングセンター 信田さよ子編 シリーズ〈公認心理師の向き合う精神障害〉 3 **心理学からみたアディクション** 52619-6 C3311　　A 5 判 160頁 本体2600円	心理学の立場から臨床の現実に即してアディクションをとらえる。〔内容〕アディクションとは／物質に関するアディクション／行為に関するアディクション／摂食障害／家族へのアプローチ／家族の暴力／保健医療分野／司法・犯罪分野
前筑波大 松井　豊編著 **看護職員の惨事ストレスとケア** ―災害・暴力から心を守る― 33011-3 C3047　　A 5 判 132頁 本体2500円	看護職員が日常業務や自然災害で被る惨事ストレスとそのケアのあるべき姿を解説。〔内容〕惨事ストレスとは／日常業務で看護職員が被る惨事ストレス／被災した看護職員・看護管理職員の惨事ストレス／被災した看護職員のストレスケア／他
Peirce,J.・MacAskill,M.著　京大 蘆田　宏・愛媛大 十河宏行監訳 **PsychoPyでつくる心理学実験** 52029-3 C3011　　A 5 判 328頁 本体4800円	心理学実験作成環境の開発者による解説書。プログラミングなしに作成可能な基本から，Pythonによる上級者向けの調整まで具体的な事例を通して解説。〔内容〕画像／タイミング・刺激／フィードバック／無作為化／アイトラッキング／他
愛媛大 十河宏行著 実践Pythonライブラリー **心理学実験プログラミング** ―Python/PsychoPyによる実験作成・データ処理― 12891-8 C3341　　A 5 判 192頁 本体3000円	Python(PsychoPy)で心理学実験の作成やデータ処理を実践。コツやノウハウも紹介。〔内容〕準備(プログラミングの基礎など)／実験の作成(刺激の作成，計測)／データ処理(整理，音声，画像)／付録(セットアップ，機器制御)
日本基礎心理学会監修 坂上貴之・河原純一郎・木村英司・ 三浦佳世・行場次朗・石金浩史責任編集 **基礎心理学実験法ハンドブック** 52023-1 C3011　　B 5 判 608頁 本体17000円	多岐にわたる実験心理学の研究法・実験手続きを1冊で総覧。各項目2ないし4頁で簡潔に解説。専門家・学生から関心のある多様な分野の研究者にも有用な中項目事典。〔内容〕基礎(刺激と反応，計測と精度，研究倫理，など)／感覚刺激の作成と較正(視覚，聴覚，触覚・体性など)／感覚・知覚・感性(心理物理学的測定法，評定法と尺度校正など)／認知・記憶・感情(注意，思考，言語など)／学習と行動(条件づけなど)／生理学的測定法(眼球運動，脳波など)／付録
名古屋工業大 小田　亮・九大 橋彌和秀・東大 大坪庸介・慶大 平石　界編 **進化でわかる人間行動の事典** 52305-8 C3511　　A 5 判 320頁 本体5000円	「食べる」「考える」「結婚する」など，ヒトの日常的な行動について，主に行動の機能と進化史に焦点を当て解説した中項目事典。コラムや用語解説も盛り込み，人間行動進化学がヒトを観る視点について知ることができる。〔項目例〕遊ぶ／争う／歌う／産む／浮気をする／噂をする／老いる／教える／賭ける／飾る／感じる／考える／嫌う／結婚する／恋する／殺す／差別する／嫉妬する／想像する／育てる／食べる／だます／仲直りする／罰する／まねる／病む／笑う／踊る等

上記価格（税別）は 2021 年 8 月現在